약보다는 "밥"

약보다는 밥

초판 1쇄 발행 2021년 1월 8일
초판 2쇄 발행 2023년 7월 3일

지은이 황해연
펴낸이 장길수
펴낸곳 지식과감성#
출판등록 제2012-000081호

디자인 최지희
편집 최지희, 정윤솔
교정 김혜련
마케팅 정연우

주소 서울시 금천구 벚꽃로298 대륭포스트타워6차 1212호
전화 070-4651-3730~4
팩스 070-4325-7006
이메일 ksbookup@naver.com
홈페이지 www.knsbookup.com

ISBN 979-11-6552-634-4(03510)
값 13,000원

ⓒ 황해연 2023 Printed in Korea

잘못된 책은 구입하신 곳에서 바꾸어 드립니다.
이 책의 전부 또는 일부 내용을 재사용하려면 사전에 저작권자와 펴낸곳의 동의를 받아야 합니다.

이 도서의 국립중앙도서관 출판예정도서목록(CIP)은 서지정보유통지원시스템
홈페이지(http://seoji.nl.go.kr)와 국가자료공동목록시스템(http://www.nl.go.kr/kolisnet)에서
이용하실 수 있습니다. (CIP제어번호 : CIP2020055040)

홈페이지 바로가기

약보다는 "밥"

• 황해연 지음 •

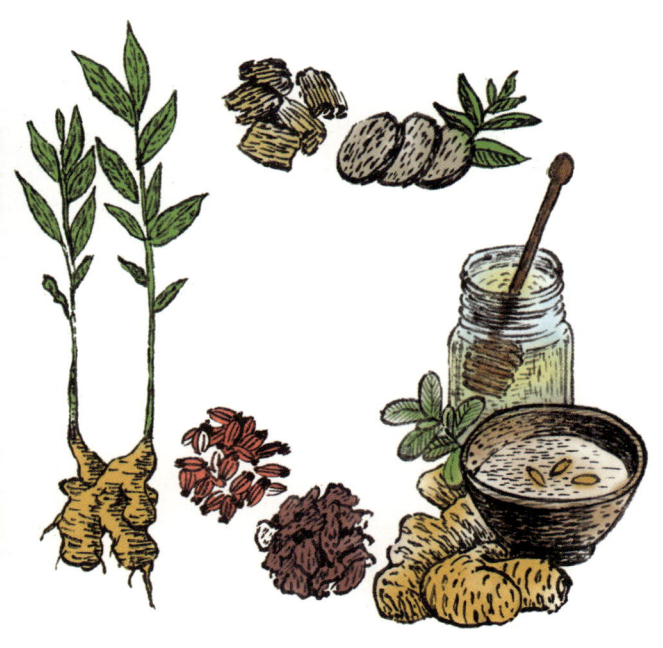

내 몸의 주인은 바로 나
누구나 **스스로** 알기 쉽게 **건강**을 지킬 수 있도록
상담전문 약사가 경험을 토대로 쓴 **셀프건강지침서**

목차

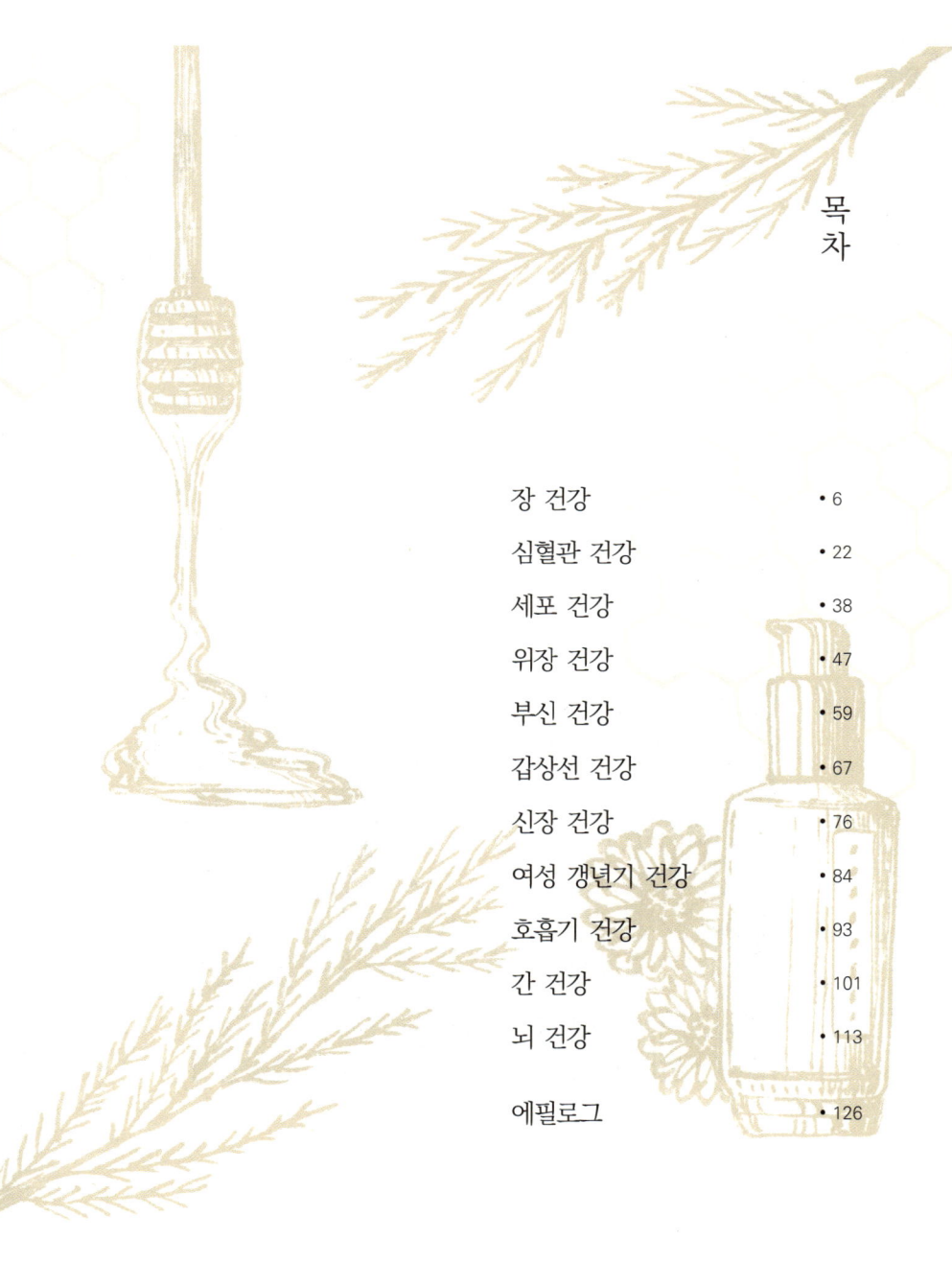

장 건강	• 6
심혈관 건강	• 22
세포 건강	• 38
위장 건강	• 47
부신 건강	• 59
갑상선 건강	• 67
신장 건강	• 76
여성 갱년기 건강	• 84
호흡기 건강	• 93
간 건강	• 101
뇌 건강	• 113
에필로그	• 126

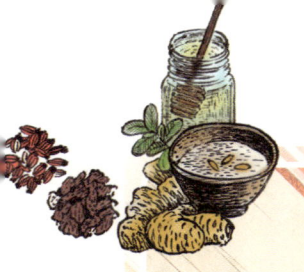
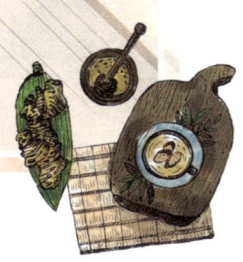

장 건강

장은 일반적으로 소장과 대장을 통칭합니다. 소장은 음식을 완전히 소화시켜 영양을 흡수하는 곳이고, 대장은 소장에서 흡수되고 남은 찌꺼기에서 수분을 흡수하여 대변을 만드는 곳입니다.

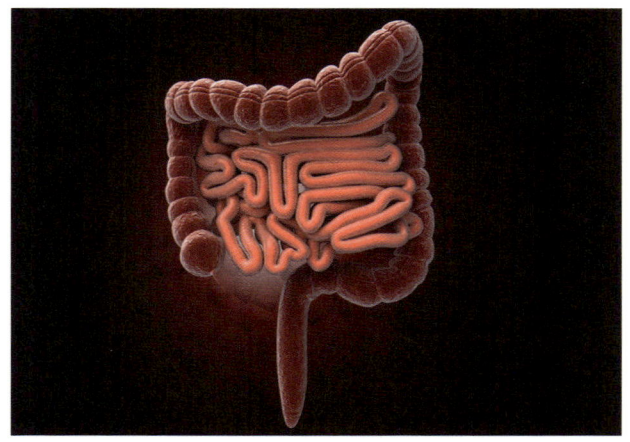

음식물이 장을 통과하는 시간은 개인의 식습관, 생활습관, 성별, 연령에 따라 매우 큰 차이가 나며 평균적으로 2일에서 3일 정도 걸리게 됩니다.

소장은 위에서 이어진 구불구불한 관 모양이 뭉쳐진 모습으로 십이지장, 회장, 공장으로 나누어집니다. 길이는 약 7.5m 정도이며 소장에 나 있는 미세한 융모의 표면까지 계산하면 200㎡ 정도로 테니스코트만 한 크기가 됩니다.

소장에는 융모라는 작은 돌기들이 수없이 많이 나 있어서 흡수할 수 있는 표면적을 넓혀서 소화한 음식물을 통해 얻어진 영양소 흡수를 용이하게 합니다.

대장의 길이는 1.5m이고, 소장보다 굵은 관 모양으로 소장의 바깥을 울타리처럼 둘러싸고 있습니다. 인체 내 대부분의 미생물이 이곳에서 군락을 이루고 살면서 소장이 거둬들이지 못한 영양소를 분해, 흡수하고 이 과정에서 비타민k, 비타민b1. 비타민2. 비타민12와 같은 유용한 부산물을 얻어내고 남은 것을 대변으로 배출합니다.

성인을 기준으로 하루 200g의 대변이 만들어지는데, 대변은 주로 죽은 미생물, 미처 소화되지 못한 섬유질, 탈락된 창자세포들로 이루어져 있습니다.

🍚 장은 또 다른 뇌

장은 이렇게 단순히 음식을 처리하는 역할만 하는 것이 아니라 제2의 뇌, 장뇌라고 불릴 만큼, 장 신경계라고 하는 고유의 신경계가 존재합니다. 장에 존재하는 신경세포 수는 약 5천만 개에서 1억 개 정도로 척수의 신경세포 수와 맞먹는 개수를 가지고 있습니다.

🍚 감각기관을 대신하는 장

또한 장내벽을 따라 자리하고 있는 내분비세포는 20여 가지 이상의 호르몬을 분비하며, 그 숫자는 인체 내 다른 내분비기관의 세포 수보다 많을 뿐 아니라 우리 몸속 세로토닌의 95%를 저장합니다. 세로토닌은 장을 수축시키는 역할뿐 아니라 기분을 조절하고 우울증을 예방하며 우리의 일상을 무리 없이 수행할 수 있게 해주는 역할을 하는 중요한 호르몬입니다. 이러한 이유로 장은 소화기관이기도 하지만 거대한 감각기관이라고 할 수 있습니다.

🍚 불편한 음식은 불편한 감정을 전달한다

식사 후 섭취한 음식을 통해 만들어진 신호전달물질들은 뇌로 전달되어 포만감, 불편감과 같은 정보들을 뇌에 전달하도록 장감각을 생성한 뒤 다시 뇌에서 장으로 되돌려 보낼 때는 장반응을 촉진하기도 합니다. 또한 이러한 장의 느낌은 뇌 속에 저장이 되어서 우리가 먹는 음식을 선택할 때도 영향을 미치게 됩니다.

실제로 우리가 이유 없이 느끼는 불안이나 불쾌한 감정이 변비나 설사와 같은, 장에 불편감 있는 날과 묘하게 일치한다든지, 쾌변을 보고 난 아침에는 예외 없이 좋은 기분을 유지할 수 있는 경험을 통해 이러한 장과 뇌의 긴밀한 상호작용을 어렴풋이나마 알 수 있습니다.

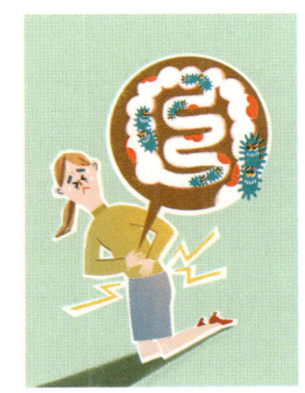

장은 습관에 의존한다

이렇게 장과 뇌는 서로 긴밀한 상호작용을 하면서 뇌의 기능을 때로는 대신하고 지원합니다. 뿐만 아니라 뇌와 장이 모두 습관에 의존한다는 유사성도 가지고 있습니다.

뇌에서 이루어지는 대부분의 판단이 습관에 의존하는 것처럼 입을 통해 먹은 음식물은 결국 소장의 관문을 통해서 흡수될 때 선택 기준이 좋고 나쁨보다는 자주, 꾸준히 습관적으로 접해본 물질인가가 중요한 기준이 됩니다. 가령 장관문에서는 나트륨과 칼륨이 서로 경쟁적으로 흡수를 합니다. 오랜 시간 짜게 먹은 습관을 가진 사람은 나트륨에 길들여지고 장관문은 나트륨이 칼륨보다 먼저 관문을 통과하게 됩니다.●

● 한형선, 한형선 박사의 푸드 닥터, 헬스레터, 2020.01.28

나트륨은 인체 내 모든 생명활동의 근간이 되는, 반드시 먹어야 하는 미네랄이지만 칼륨이 부족한 식단, 짜게 먹는 습관 등을 통해서 칼륨과 균형을 이루지 못하고 과잉으로 흡수되면 혈압 상승, 부종과 같은 부작용을 발생시킵니다. 이럴 때 무조건 나트륨을 배제하기보다는 칼륨이 풍부한 식단을 꾸준하게 섭취하면서 장점막이 칼륨에 친숙해져서 우선적으로 흡수할 수 있도록 길들이는 것이 필요합니다.

어쩌다 먹는 건강식이나 보양식을 통해서 얻을 수 있는 영양소는 흡수율이 떨어지고 매우 제한적이기 때문에 인체 내에서 드라마틱한 효과를 기대하기 어렵습니다.

매일 꾸준하게 내 몸에 긍정적인 영향을 가져다줄 수 있는 음식을 먹다 보면 장이 길들여져서 동일한 조건에서도 좋은 물질에 먼저 우선권을 주게 되면 기존에 잘못된 식습관에서 발생된 질환이나 증상들을 교정할 수 있는 자연 치유력, 항상성이 생겨날 수 있습니다.

 장의 진짜 주인은 미생물

장점막에는 인체의 세포 수보다 10배에서 100배에 해당하는 무려 100조 개 이상의 미생물이 군락을 이루며 살고 있습니다. 그 무게를 합치면 뇌의 무게와 비슷한 약 1~2㎏ 정도이고 하나의 장기라고도 불릴 만큼의 규모를 가지고 있습니다. 약 천여 종의 미생물에는 약 칠백만 개의 유전자가 있어서 인체의 유전자의 개수 약 2만 개에 비하면 어마어마한 개수라고 할 수 있습니다. 이러한 유전적 다양성은 인간에게 변화하는 환경에 적응할 수 있도록 도와주는 중요한 역할을 합니다.

장내 미생물군은 어머니를 비롯한 조상 대대로 물려받은 유산인 동시에 식생활, 거주지, 생활습관, 마음 등에 영향을 받습니다. 인체의 소화효소로는 분해하기 어려운 음식물을 소화하고 분해하는 것을 통해 인체 내 필요한 비타민, 지방산 등 다양한 물질들을 합성해내고 음식물과 함께 들어온 유해균들의 증식을 막아주며 면역체계를 조절하고 지원하며 그 외에도 다 밝혀내지 못한 중요한 활동들로 서식지인 인체와 공생하고 있습니다.

장내 미생물군과 인간은 서로 분리될 수 없으며 생존을 위해 서로에게 의존합니다. 장내 생존하는 미생물은 주로 장점막에 붙어 살면서 점막의 면역세포와 신경세포와 유기적으로 상호관계를 맺고 있습니다.

미생물들은 면역세포와 신경세포들과의 긴밀한 상호작용을 통해서 우리의 감정 상태를 알아내고 장이 뇌로 보내는 신호들에 영향을 미치기 때문에 뇌와 장의 상호작용은 장내 미생물을 통해 비로소 완전해집니다.

따라서 장 속 다양한 미생물들이 잘 증식하고 살아갈 수 있도록 돕는 것이 곧 장을 건강하게 할 뿐 아니라 내 몸 전체의 건강까지 챙기는 방법이라고 할 수 있습니다.

장내 미생물은 장점막에서 군락(마치 꽃처럼 생겼다고 해서 플로라라고도 부른다)을 이루며 살아가고 있으며 유익균, 중간균(또는 기회균), 유해균(유익과 유해의 기준은 다분히 인체의 입장에서 나눈 것이며 상황에 따라 수시로 바뀔 수 있다)이 때로는 경쟁적으로 때로는 협동하며 적절한 비율로 균형을 이루고 있습니다.

 엄마의 미생물은 아기에게 주는 첫 번째 선물

이러한 미생물군은 무균 상태였던 태아가 엄마의 질 속을 통과하면서 자연스럽게 접촉하게 되는 엄마의 미생물군이 태아에게 전달되어 평생 고정균으로 자리매김하게 됩니다.

만약 인공분만일 경우에는 의사나 간호사의 손이나 분만실에 있던 미생물이 태아가 최초로 접하는 미생물군이 되어 태아에게 유익한 고정균 군락을 만드는 데 어려움을 겪게 됩니다.

부득이하게 인공분만을 하게 되어도 모유수유를 하게 되면 엄마의 미생물이 모유를 통해 이동하게 되어 아기의 장내 미생물군을 교정할 수 있는 기회를 갖게 됩니다.

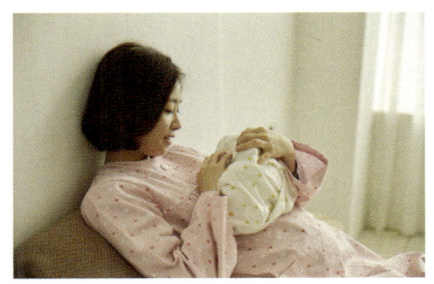

엄마로부터 받은 미생물군은 할머니를 비롯한 조상 대대로 이어져 온 미생물 자산이라고 할 수 있고 그 유구한 역사만큼이나 쉽게 변화될 수 없는 특성을 가지고 있습니다.

한국인의 장에는 한국인의 장에 특화된 미생물이 산다

조상 대대로 우리의 장 속에 살면서 한국인의 장에 필요한 일을 가장 잘 수행해낼 수 있는 토착균이 잘 살 수 있도록 도와주는 것이 장 건강뿐 아니라 우리 몸 전체의 건강을 살리는 방법입니다.

한국인의 장 속에 자리 잡은 토착균은 토속음식을 가장 좋아하고 잘 이용할 줄 알며 토속음식을 재료로 인체에 가장 유익한 활동을 합니다. 이러한 토착균을 늘리기 위해서는 고정균이 생육활동을 위한 적절한 장의 온도, 발효에 적정 온도가 유지되어야 합니다.

장을 따뜻하게 하는 음식인 청국장, 쑥, 생강 등이 좋고 가급적 찬 음식과 장을 차게 하는 음식인 커피, 밀가루, 당분이 많은 음식은 멀리하는 것이 좋습니다. 과식도 장의 온도를 떨어뜨리므로 피하는 것이 좋습니다. 장을 직접적으로 따뜻하게 찜질해주거나 반신욕을 수시로 하는 것도 도움이 됩니다. 고정균 자체를 대량으로 넣어주는 것입니다.

한국인의 장에 사는 미생물은 한식을 좋아합니다

  한국인의 장에 특화된 고정균은 나물이나 채소, 곡물 등을 먹이로 삼는 미생물이기 때문에 먹이가 되는 식이섬유가 풍부한 음식을 꾸준히 먹고 우리 조상 대대로 유산균 보급제인 김치, 된장, 청국장, 식초 등의 발효음식을 먹는 것이 우유를 배지로 배양한 미생물로 만든 프로바이오틱스 제품을 먹는 것보다 한국인에게는 유익하다고 할 수 있습니다.

  발효의 정점이 지난 신김치나 된장에는 살아 있는 미생물보다는 죽은 미생물과 미생물이 만들어낸 물질이 풍부해서 고정균의 먹이가 되고 유해균을 억제하는 능력이 탁월해서 김치찌개나 된장찌개로 끓여서 먹어도 고정균을 늘리는 데 도움이 될 수 있습니다.

  한국인의 장 속에 지배적으로 살고 있는 유익 미생물은 유산과 같은 산성물질을 분비해서 유해균의 증식을 막아주고 인체에 유익한 역할을 하는 다른 유익 미생물의 증식을 돕는 역할을 한다. 또한 인체의 대부분의 면역반응이 일어나는 장내에서 면역세포를 지원하고 조절하는 역할을 통해 알레르기와 자가면역질환을 예방하고 장점막을 복구해서 점막을 투과하는 항원으로 인한 염증을 막아줍니다.

프로바이오틱스가 뭔가요?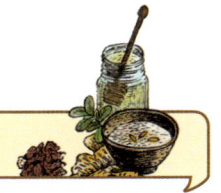

❶ 내 몸에 세 들어 살고 있는 고마운 세입자

우리 몸이 60조 개의 세포로 이루어졌다면 우리 몸속에서 살고 있는 미생물의 개수는 무려 100조 개가 넘는다고 한다. 미생물의 관점에서 보면 우리 몸은 미생물이 살고 있는 하나의 생태계이다. 미생물은 우리 몸속 곳곳에서 집을 짓고 우리가 섭취한 영양소를 먹이로 살아가고 있지만 월세 이상의 대가를 지불하는 고마운 세입자이다. 인체 내 유전자의 개수는 고작 2만 개이지만 우리 몸속에 살고 있는 미생물의 종류는 무려 1000종이 넘고 유전자의 개수는 무려 300만 개이기 때문에 인체가 스스로 해결할 수 없는 수많은 독성물질로부터 보호해주고 비타민과 같은 필수 물질의 공급을 도와주기 때문에 없으면 안 되는 고마운 존재이다.

❷ 제3의 장기

우리 몸속에서 미생물이 주로 살고 있는 곳은 소장과 대장이다. 소장과 대장은 우리가 섭취한 음식물을 분해하고 흡수하는 곳이지만 무균 상태의 소장과 대장은 존재할 수도 없을뿐더러 우리가 먹는 음식물을 모두 분해하고 흡수하기 어렵다. 한 음식물을 인체 내 효소로는 분해하기 어려운 물질의 분해를 도와줄 뿐만 아니라 흡수도 도와주며 인체 내에 제한적으로 존재하는 효소의 사용까지도 줄여준다.

❸ 아군과 적군을 정확히 구분할 줄 아는 똘똘한 군사

우리는 세균과 바이러스로부터 인체 내 어느 곳도 자유로울 수 없다. 그래서 2중, 3중 구조의 철저한 면역체계를 가지고 있다고 해도 감염이 될 수 있고 감염이 되면 불가피하게 항생제를 사용할 수밖에 없다.

그러나 안타깝게도 항생제는 아군과 적군을 구별하지 못하는 원자폭탄과 같아서 우리 인체에 유익균과 유해세균을 모두 사멸시키는 단점이 있다.

이와는 반대로 인체 내 살고 있는 유익균은 세균 유입의 통로가 되는 코나 목의 점막, 소장의 점막과 같은 곳에 군락을 이루고 살면서 유해균의 군락 형성을 저지하고 점막에 집중되어 있는 면역세포를 지원해주며 유해균의 생성을 막는 물질을 분비해서 부작용 없는 천연 항생제 역할을 해준다.

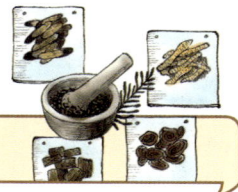

장 건강에 도움을 주는 음식 및 성분

- **프리바이오틱스**: 미생물의 먹이, 주로 해조류나 채소, 곡물에 들어 있는 식이섬유, 또는 미생물의 사체. 프로바이오틱스를 섭취할 때 함께 섭취하면 더욱 시너지가 있다.

- **바이오제닉스**: 유산균 생성물질이라고도 하고 미생물이 만들어내는 유효활성물질 또는 사균이라고도 한다. 생균보다 보관이 쉽고 입자가 작아서 소장점막을 통과해 면역을 활성화하고 조절하는 데 도움을 준다.

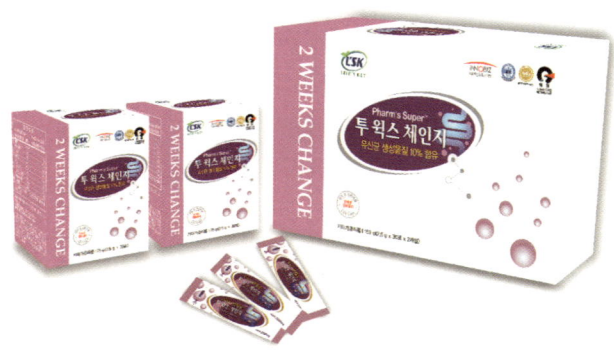

- **유산균 선택 시 주의할 점**: 균종과 균수도 중요하지만 무엇보다 자신에게 맞는 유산균은 꼭 비싸다고 좋은 것만이 아니기 때문에 일정 수준 이상의 유산균을 구매해서 섭취해보면서 자신의 장내 환경에 좀 더 잘 적응하고 좀 더 유익한 활동을 하는 제품을 알아내는 방법밖에 없다. 또한 무엇보다 다양성이 중요하기 때문에 특정 제품만 오래 섭취하기보다는 일정 기간이 지나면 제품을 교체해서 섭취하는 것이 좋다.

- **된장과 청국장**: 된장은 발효의 정점이 이미 지났기 때문에 미생물보다는 바이오제닉스나 프리바이오틱스가 풍부해서 찌개나 국에 충분히 끓여서 먹어도 되지만 미생물이 풍부한 청국장은 살짝 끓이거나 생으로 먹는 것이 더 유익하다.

- **마**: 마에는 아밀라아제를 비롯하여 각종 소화효소가 풍부하고 효소의 함유량이 무려 무의 3배 이상 들어 있다. 일반적인 뿌리채소는 생으로 먹기 어려우나 소화효소가 많이 함유되어 생으로 먹을 수 있다. 특히 효소는 열에 약하기 때문에 생으로 먹어야 더욱 효과가 좋다.

- **팽이버섯**: 식이섬유가 풍부해서 장내 유익미생물의 훌륭한 먹이가 되고 장내 유해물질을 흡착해서 배출하는 효과가 있어서 매일 먹어도 좋다.

자주 만들어 먹으면 좋은 음식

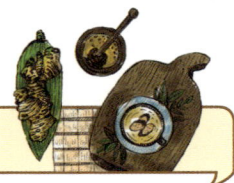

과일채소스프

채소를 생으로 먹는 것보다 끓여서 갈아 먹게 되면 훌륭한 미생물의 먹이가 된다. 특히 베타카로틴이 풍부한 단호박과 당근, 양배추를 통해 점막을 생성하도록 도와주며 장의 온도를 따뜻하게 해준다.

- **재료**
단호박, 당근, 양배추, 이 밖에 제철 채소 합쳐서 300g, 물 900㎖

- **만드는 법**
  1. 준비한 재료를 잘 씻어서 껍질까지 한입 크기로 썰어준다.
  2. 냄비에 손질한 채소와 물을 붓고 무를 때까지 충분히 삶아준다.
  3. 건더기와 물을 같이 믹서에 곱게 간다. 이때 농도를 걸쭉하게 하면 스프로, 묽게 하여 음료로 마셔도 좋다.

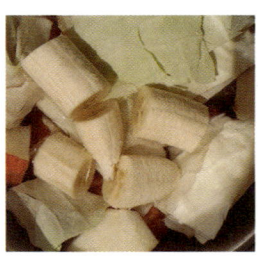

생청국장 사과초무침

- **재료**

  생청국장 100g, 사과 반 개, 양파 1/4,
  천연식초, 소금, 집간장

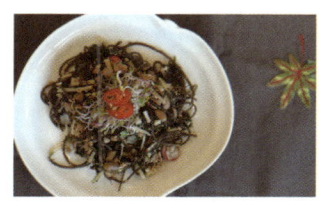

- **만드는 법**

  ① 사과는 얇게 편으로 썬다.
  ② 양파는 잘게 다지고 천연식초, 소금, 집간장, 꿀이나 물엿으로 간을 맞춘다.
  ③ 생청국장과 슬라이스 된 사과, 양념장을 넣고 버무린다.
  ④ 김이나 깻잎에 한입 크기로 담아서 놓는다.

마 생청국장 덮밥

- **재료**

  마, 생청국장, 팽이버섯, 말린 미역,
  간장, 물엿, 다진 마늘, 들기름, 다진 파,
  밥 한 공기, 연겨자, 계란

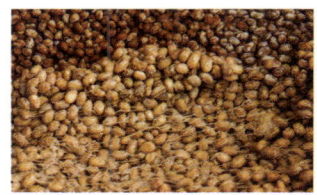

- **만드는 법**

  ① 마를 깨끗이 씻어서 껍질을 필러로 벗기고 강판을 이용해 곱게 간다.
  ② 말린 미역을 미리 불려놓았다가 깨끗이 씻은 후 곱게 다진다.
  ③ 미역, 생청국장, 간장, 물엿, 다진 마늘, 참기름, 다진 파를 넣고 버무린다.
  ④ 따끈한 밥에 곱게 간 마를 올리고, 그 위에 다진 미역을 고명으로 얹고
  　기호에 따라 계란 노른자, 팽이버섯을 올린 후 들기름을 두른다.

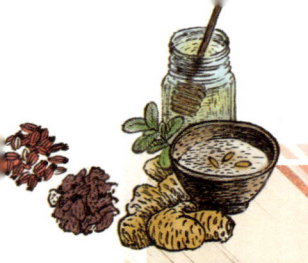
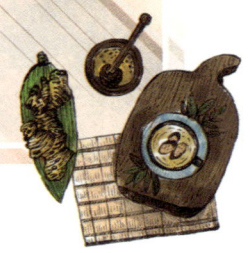

심혈관 건강

　450g 정도의 주먹만 한 크기의 작은 심장은 1초에 한 번씩, 하루 십만 번씩 수축을 통해 회당 75㎖, 시간당 260ℓ의 혈액을 뿜어내어 40~60초 내에 지구 두 바퀴 반이라는 긴 여정을 지나 다시 심장으로 돌아오게 하는 놀라운 일을 합니다. 이 일을 다시 환산하면 하루에 2만 4천ℓ를 퍼내는 것과 같고 50년 동안에 무려 4억 3천5백만ℓ를 퍼내는 것으로 나타낼 수 있습니다.

　심장은 우리가 잠을 자는 동안에도 단 한 번도 쉬지 않고 이 일을 해내며 평생 동안 무려 35억 번을 수축하는데, 이것은 1t짜리 물건을 249㎞까지 들어 올리는 일에 해당합니다. 이러한 심장의 쉼 없는 수고를 통해서 인체를 이루는 60조 개의 세포는 생명활동에 필요한 산소와 영양분을 전달받고 이산화탄소를 비롯한 노폐물을 배출하게 됩니다.

심장은 내 몸속 태양

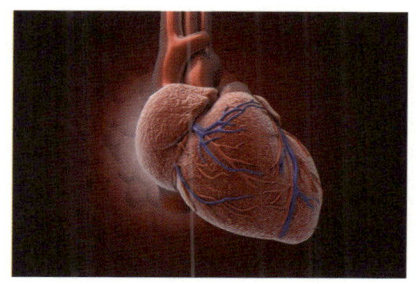

인체를 소우주라고 한다면 심장은 태양에 비유합니다. 또한 심장의 다른 이름을 염통이라고 하듯이 뜨거운 불덩어리라고 할 수 있습니다. 심장은 뜨거운 불기운을 온 몸에 전달해서 체온을 유지하고 에너지를 전신으로 순환시키는 일을 하기도 하지만 정작 심장 자체의 열이 지나치게 과열되지 않도록 하는 것이 중요합니다.

그래서 심장은 차가운 공기가 끊임없이 드나들어 시원한 양쪽의 폐 사이에 안전하게 위치해서 과열을 막을 수 있습니다. 그런데 만약 폐의 쿨링기능이 부족하면 심장의 열을 해결해주지 못해 정상적인 심장의 수축·이완 활동에 어려움이 생겨 숨이 차거나 두근거림, 빈맥의 증상이 생길 수 있고 과도한 심장열은 심장 윗부분에 위치한 갑상선이나 뇌로 전달되어 갑상선기능을 저하시키거나 두통, 안구건조, 불안, 불면, 기억력 저하와 같은 증상을 일으키게 됩니다.

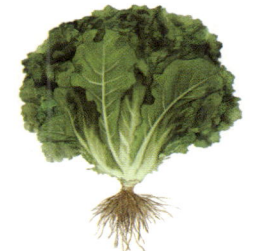

이러한 증상이 나타날 때는 심장에 과도한 열을 발생시키는 원인이 되는 스트레스, 비만, 혈액의 점도 증가, 혈관 막힘과 같은 원인을 개선하는 노력이 필요합니다. 이와 함께 증상완화를 위해서 여름이 제철이고 잎이 넓어 열을 식히는 능력이 좋은 채소인 상추나 케일을 끓인 물, 연자육을 검게 덖어서 차로 우려 마시면 도움이 됩니다.

심장에서 뿜어져 나온 혈액을 이동시키는 혈관의 길이는 무려 지구 두 바퀴 반이고 크게 동맥, 정맥, 모세혈관으로 나눌 수 있습니다. 만약 혈관에 문제가 생기면 인체를 이루고 있는 60조 개의 세포의 영양 공급과 독소배출에 문제가 생겨 인체 내 모든 장기의 기능을 떨어뜨려 노화와 손상을 시키고 다양한 질병에 노출될 수 있습니다.

심장 안의 혈액으로는 심장을 먹여 살리지 못한다

심장 조직을 먹여 살리는 혈액 또한 심장 내부의 혈액이 아니라 심장을 둘러싼 관상동맥으로부터 공급받기 때문에 심장 내부에 혈액이 충만해 있어도 관상동맥이 막히면 심장조직은 혈액의 공급을 받을 수 없게 되어 최악의 경우 죽음에까지 이르게 됩니다.

게다가 혈관에 심각한 문제를 발견한다고 해도 노후된 혈관 전체를 교체하는 것 자체가 불가능하고 피해는 국소적이지 않고 광범위할 가능성이 높기 때문에 평생 동안 잘 관리하는 것만이 최선의 방법이라고 할 수 있습니다.

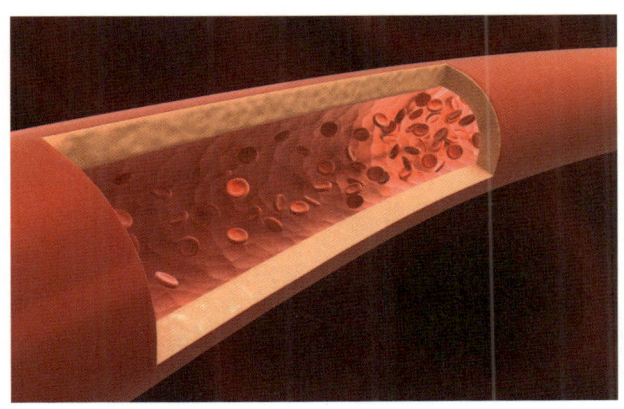

혈관의 97%는 모세혈관

동맥, 정맥, 모세혈관으로 이루어진 혈관의 97% 이상이 모세혈관이고 인체 내에는 무려 51억 개의 모세혈관이 존재하기 때문에 혈관 건강은 결국 모세혈관에 달려 있다고 해도 과언이 아닐 것입니다.

모세혈관의 지름은 10㎛이 채 안 되며 머리카락 굵기의 10분의 1 수준입니다. 이 가느다란 혈관을 통해 혈액이 흐르기 때문에 유속이 느려지고 조직과 혈액 사이의 물질교환이 가능해집니다.

가운데가 움푹한 도넛 모양의 적혈구는 쉽게 접히기 때문에 좁은 모세혈관을 통해 운반해 온 산소를 세포에 전해주고 세포에서 이산화탄소를 받아서 운반하는 것을 도와줍니다.

🍚 하체 근육이 심장을 도와준다

혈액순환의 기본적 동력은 심장의 수축력이지만 모세혈관에 이르러서는 그 힘이 약해집니다. 부족한 순환의 원동력은 근육의 수축과 이완을 통해 보완됩니다.

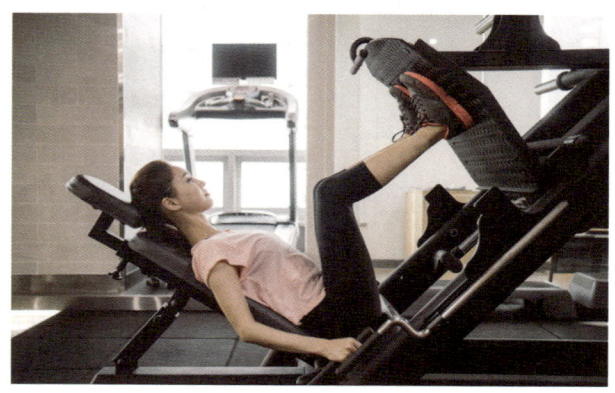

근육의 70%는 하체에 존재하고 하체에서도 엉덩이와 허벅지에 주로 분포되어 있기 때문에 엉덩이와 허벅지 근육이 일정 수준 이상 있어야 심장의 수축력이 전달되기 어려운 말초혈관의 구석구석까지 혈액순환을 시킬 수 있습니다. 걷기와 같은 단순한 하체 운동만으로도 말

초혈관이 쥐어짜내는 효과(milking action)를 얻어내어 조직 사이사이에 분포한 모세혈관의 혈액이 순환하게 됩니다.

반대로 하체를 움직이지 않고 장시간 누워 있거나 앉아 있으면 혈류가 정체되어 혈액이 탁해지고 조직의 세포는 신선한 산소를 공급받기 어려워지며 노폐물을 배출하지 못해 제 기능을 하기 어려워지면 에너지 부족으로 피로를 느끼고 나아가 세포 손상, 조직 손상으로 이어집니다.

장시간 비행으로 좁은 공간에서 움직이지 못해서 발생하는 이코노미 클래스 증후군이 이러한 이유로 생겨난 대표적인 증상입니다. 돌연사의 원인 중 하나인 심장마비가 주로 야간에 발생하는 것도 수면시간에는 순환하는 혈액의 양도 지극히 줄고 하체의 움직임 또한 거의 없어서 부족한 심장 순환력을 보완할 수 없기 때문입니다.

걷기만 해도 심장질환의 위험성을 줄일 수 있습니다

1주일에 5일 정도 하루 30분 이상씩만 걸어도 심장마비 위험을 37% 이상 줄일 수 있다는 연구결과가 있고 뇌졸중 위험도 40% 이상 낮출 수 있다는 연구결과도 있습니다. 혈관을 막는 원인이 되는 혈전도 장시간 움직이지 않는다는 이유만으로 저절로 생겨납니다. 반대로 걷기를 비롯한 육체활동으로 혈전의 생성과 피해를 예방할 수 있습니다.

이 밖에도 혈관을 흘러가는 혈액을 관리하는 것도 중요합니다. 심장수축을 통해 나온 혈액은 모세혈관을 통해 우리 몸 구석구석을 돌아다니면서 세포와 물질교환을 하기 때문에 늘 여러 가지 물질들이 떠다닙니다.

그중에서 물질교환을 통해 나온 노폐물뿐 아니라 세포의 에너지원이 되는 혈당, 그리고 콜레스테롤을 비롯한 각종 지질들의 양이 필요 이상으로 많아지면 혈액의 점도를 높이고 흐름을 나쁘게 합니다.

이럴 때 콩나물, 미나리를 비롯한 각종 수생식물을 이용해서 혈액을 맑게 하는 데 도움을 줄 수 있습니다. 이러한 수생식물은 물을 정화하는 능력과 물속에서도 썩지 않는 탁월한 해독능력이 인체 내에서도 동일한 힘을 발휘합니다.

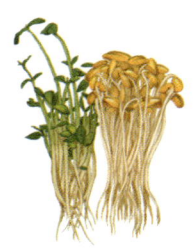

게다가 차가운 물속에서 살 수 있는 양성식물이기 때문에 원활한 혈액순환도 기대할 수 있습니다. 고인 물은 썩지만 고여 있는 혈액은 피떡, 즉 혈전을 만들어 혈액의 흐름을 나쁘게 합니다.

수생식물뿐 아니라 대표적인 해독식품인 북어대가리도 수생식물과 함께 먹으면 좋습니다. 생선의 대가리는 아가미를 통해 바다의 강한 염분을 정화하는 능력이 있습니다. 이러한 탁월한 정화능력을 인정받은 북어대가리는 해장국에 육수로도 사용되는 훌륭한 해독식품입니다. 이러한 이유로 우리 조상들은 북어와 콩나물을 끓인 황태해장국을 술국으로 애용해왔습니다.

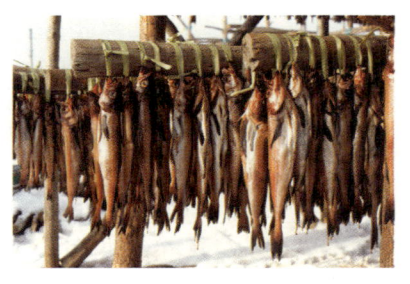

 여기에 혈관에 찌꺼기나 때가 끼지 않도록 도와주는 음식을 먹는 것도 좋습니다. 오래된 수도관에는 찌꺼기와 때가 있기 마련이듯이 혈관도 나이가 들어가고 노후될수록 혈전이 생기고 혈관에 눌어붙으면서 이것이 혈액의 흐름을 느리게 만듭니다.

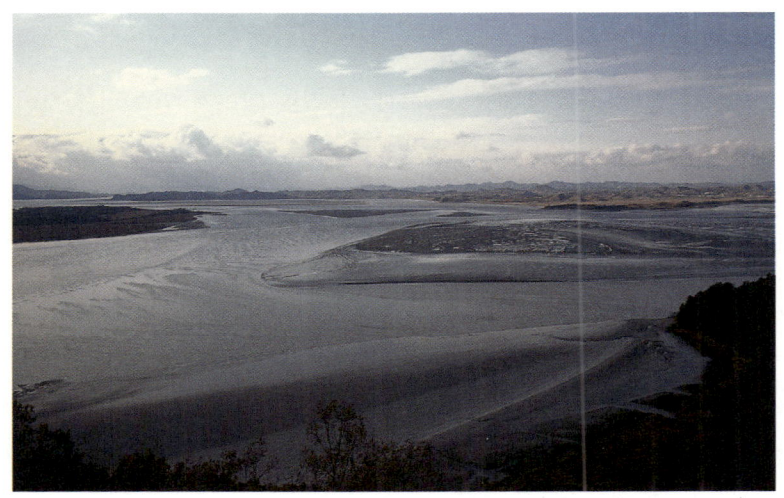

유속이 느려진 혈액에 떠다니는 물질들은 강 하류에 생기는 퇴적물처럼 혈관 여기저기에 쌓이고 눌어붙어서 장애물을 만들어 최악의 경우 혈관이 막히는 원인이 되기도 합니다. 특히 산소 소모량이 많아 심각한 손상을 입게 되는 뇌와 심장의 경우에는 이러한 혈관 막힘이 뇌졸중, 협심증이나 최악의 경우에는 심근경색, 뇌출혈과 같은 극단적인 상황이 벌어지게 됩니다.

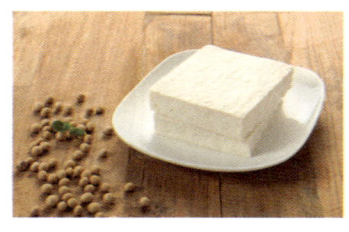

이러한 혈관의 찌꺼기를 제거하는 음식으로는 대표적으로 콩이 있습니다. 콩의 레시틴은 유화제로서 지방과 물이 잘 섞이도록 만들어주기 때문에 혈관에 쌓인 지방성 물질을 녹이는 기능을 합니다. 특히 콩을 발효시킨 청국장발효균이 만들어낸 끈끈한 물질은 혈전을 용해하는 물질로 알려져 있습니다. 오리 난황에도 질 좋은 레시틴이 풍부하기 때문에 최근에는 이를 농축한 제품도 생산되고 있습니다.

또한 버섯을 추천할 수 있습니다. 습지에서 서식하기 때문에 습을 제거하고 말리는 능력이 있습니다. 버섯의 이러한 성질이 혈관의 정체된 비습을 제거해주는 데 도움을 줍니다.

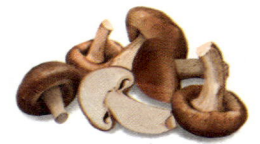

또한 각종 항산화물질은 저밀도 콜레스테롤이 산화되는 것을 방지해서 혈관에 눌어붙는 것을 막아줍니다. 또한 채소나 과일에 함유되어 있는 피토케미컬도 좋습니다. 식사에 제철 채소와 과일을 충분히 챙겨 먹는 것이 중요합니다.

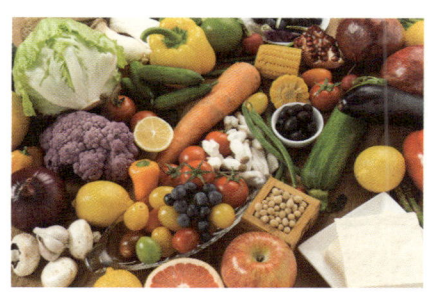

마지막으로 혈관의 탄력성을 늘리는 것이 중요합니다.

정상인의 혈압은 수축기 120, 이완기 80 정도이고 심장은 1분에 70번 정도 강한 수축운동을 통해 혈액을 내보냅니다. 이럴 때 혈관은 혈액이 머리끝부터 발끝까지 도달할 수 있는 강한 수축력을 감당해내야 합니다. 게다가 조직에 혈관이 잘 전달되지 못할 때는 부득이하게 수축력을 강하게 해서 혈액이 조직에 전달되는 것이 필요합니다.

일반적으로 고혈압은 140/90 이상이 지속될 때를 정의합니다. 그러나 나이가 들어갈수록 혈관은 뻣뻣해지고 혈관의 때는 늘어날 수밖에 없기 때문에 혈압이 조금씩 올라가는 것을 질병으로 보기보다는 노화의 한 과정으로 받아들이는 자세도 필요합니다.

오히려 약물을 사용해서 혈압을 끌어 내리면 말초 조직에 혈액 전달이 어려워져서 삶의 질이 떨어질 수도 있습니다. 이럴 때 혈압을 비롯한 혈압을 낮추기 위한 체중 감량 등의 다양한 노력과 함께 적당히 높아진 혈압을 이겨낼 수 있는 탄력성을 유지하는 노력이 반드시 필요합니다.

탄력성이 없는 오래된 고무줄은 세게 당기면 끊어지고 한번 늘어난 고무줄은 다시 돌아가는 회복력이 없는 것처럼 탄력을 잃은 혈관은 이완과 수축이 어려울 뿐 아니라 터지기 쉽습니다. 만약 원활한 순환을 위해서 혈압이 어느 정도 올라간다고 해도 비정상적인 혈압만 아니라면 혈관만 터지지 않고 잘 버텨준다면 크게 문제될 것은 없습니다.

혈관의 탄력성은 근육을 통해 만들어지고 근육은 콜라겐으로 만들어집니다. 그러나 25세 이상의 성인이 되면 콜라겐 합성은 급격히 줄어듭니다. 그래서 이때부터 노화가 진행된다고 합니다.

콜라겐은 워낙 고분자이기 때문에 콜라겐 자체를 먹어서는 흡수하기 어렵습니다. 최근 저분자로 만든 콜라겐 제품이 있다고 하지만 얼마나 흡수되어 사용되는가에 대한 신뢰할 만한 데이터는 없습니다. 다만 재료를 많이 넣어주면 콜라겐 생산량도 따라 늘지 않겠는가 라는 가설이 지배적입니다. 실제로 콜라겐 제품을 섭취하고 기대했던 효과를 보았다는 사례도 많습니다.

나이가 들어감에 따라 콜라겐은 저절로 줄어듭니다. 과거에 비해 생산을 하는 능력이 떨어지는 것입니다. 이 생산력을 늘리기 위해서는 콜라겐 자체를 공급하는 것도 중요하지만 콜라겐을 잘 만드는 일꾼이 되는 비타민C, 아연, 식이유황이 부족해지지 않게 공급해주는 것이 중요합니다.

굴, 낙지, 바지락과 같은 해조류는 아미노산은 물론이고 아연이 풍부하며 무, 마늘, 대파에는 비타민C와 식이유황이 풍부해서 콜라겐 생성을 도와주는 일꾼과 재료가 모두 풍부한 식재료입니다. 이러한 재료를 조합한, 겨울에 흔히 먹는 굴국이나 연포탕은 콜라겐 합성을 도와주는 대표음식이라고 할 수 있습니다.

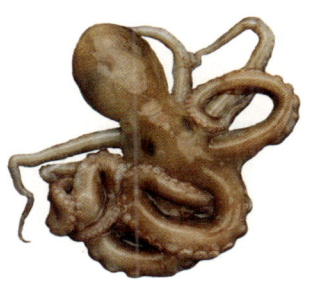

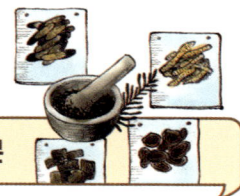

심혈관 건강에 도움을 주는 음식 및 성분

- **미나리**: 수생식물로 정화능력이 매우 뛰어나며 양적능력이 커서 혈액순환에도 좋다. 글루타치온이 풍부해서 간의 해독능력을 높여주어 혈액을 정화시키는 데 도움이 된다. 칼륨 또한 풍부해서 혈압조절에도 좋다.

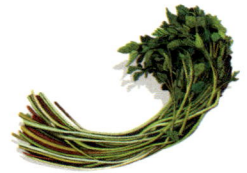

- **콩나물**: 곡물과 채소의 영양을 동시에 섭취할 수 있고 아스파라긴산이 풍부해서 혈액 정화에 도움이 된다. 가장 저렴하고 몸에도 좋은 훌륭한 식품이다.

- **표고버섯**: 콜라겐의 재료가 되는 아미노산이 풍부하며 면역을 활성화시키는 베타글루칸이 풍부하다. 또한 에리타데닌이 풍부해서 혈압과 콜레스테롤을 낮추고 LDL을 산화시켜 동맥경화를 일으키는 호모시스테인을 억제하는 작용을 한다. 표고버섯을 자주 먹기 위해서는 요리도 좋지만 차로 만들어 마셔도 좋다. 말린 표고버섯을 깨끗이 씻어 물을 충분히 넣고 달여서 그 물을 수시로 마시면 감기예방, 피로회복에 좋다.

- **식이유황**: 콜라겐을 잘 생성해주어 관절이나 연골재생에 특히 효과가 있으며, 글루타치온의 생성을 도와 해독능력이 뛰어나다. 대파, 양파, 마늘 등 백합과 채소에서 섭취할 수 있으며 msm이라는 제품으로도 섭취할 수 있다.

- **마늘**: 식이유황, 황화알릴, 비타민C가 풍부해서 식품이라기보다는 약에 가깝다고 할 수 있다. 황화알릴은 항암작용이 매우 뛰어나며 식이유황과 비타민C는 콜라겐 생성을 도와 혈관 건강에 도움이 된다. 통으로 먹어도 되고 잘라서 먹어도 좋다. 잘라서 잠시 방치했다가 요리하면 유효활성이 더욱 커진다. 특히 마늘의 주 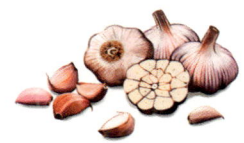 성분인 알리신이 혈액응고를 억제하고 나쁜 콜레스테롤을 제거해주고 비타민C와 식이유황이 풍부해서 콜라겐 생성에 도움을 주어 혈관을 더욱 건강하게 만들어준다.

- **연어**: 지방이 적어 다이어트 식품으로 훌륭한 연어는 비타민B1·2. 나이아신, 비타민D가 풍부해서 피로회복, 면역력에도 도움이 될 수 있다. 특히 오메가3가 풍부해서 두뇌를 건강하게 하고 혈액순환에도 좋다.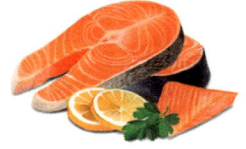

- **콜라겐**: 콜라겐은 분자량이 매우 큰 물질이기 때문에 음식으로 섭취해도 흡수가 매우 어려워 최근 분자량을 대폭 줄여 펩타이드 형태로 흡수율을 높인 다양한 제품들이 쏟아져 나오는 추세인데 흡수율을 개선해도 어느 정도 콜라겐으로 합성이 되기 위해서는 여러 과정을 거쳐야 한다. 그러나 꾸준히 섭취했을 때는 생합성을 자극해서 효과가 나타나고 비타민C, 아연, 식이유황 등 합성인자를 함께 섭취하면 시너지가 있다.

- **오메가3**: 등 푸른 생선에 주로 들어 있는 불포화지방산인 오메가3는 혈액순환을 돕고 적혈구의 산소전달력을 증가시켜 주며 세포막을 유연하게 해주어 세포의 물질 교환을 도와준다.

  HDL을 높여주어 나쁜 콜레스테롤(LDL)을 억제시키고 망막과 뇌신경세포의 세포막 구성성분으로 시력 저하나 뇌기능 향상에 도움을 준다. 최근 수은의 문제로 식물성 오메가3로 대체해서 섭취하기도 하는데 식물성 오메가3가 EPA로 전환율이 낮아서 동물성 오메가3와 함께 섭취하는 것이 좋다.

- **마그네슘**: 관상동맥을 확장시켜 심장 순환을 돕고 말초혈관을 이완시켜 심장의 부담을 덜어주는 좋은 혈압치료제이다.

  또한 심장박동을 규칙적으로 만들어 부정맥에도 도움이 된다.

  제품으로 섭취할 때는 구연산 마그네슘이 흡수가 잘되며 하루 300㎎ 정도가 좋고 음식으로는 파래와 바나나가 훌륭한 마그네슘 보급제가 된다.

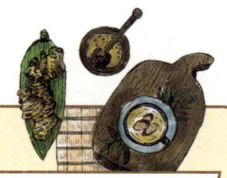

자주 만들어 먹으면 좋은 음식

버섯마늘밥

- **재료**

    불린 쌀(발아현미가 좋다) 2컵, 마른 표고,
    마늘 한 줌
    양념장: 간장, 올리고당, 참기름, 고춧가루,
    통깨, 다진 파

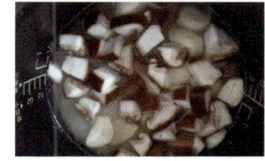

- **만드는 법**

    ❶ 마른 표고는 헹구어서 물에 담가 불린다.
      (표고와 다시마를 우린 물을 밥물로 사용)
    ❷ 불린 표고는 채 썰고,
      마늘은 편으로 썰어놓는다.
    ❸ 간장, 후추, 참기름을 넣고 살짝 버무린다.
    ❹ 냄비에 쌀을 넣고 표고 불린 물로 밥물을 넣고 한소끔 끓인다.
    ❺ 물이 자작해지면 마늘, 버섯을 넣는다.

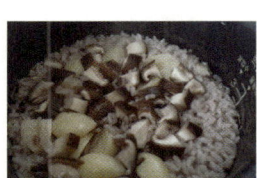

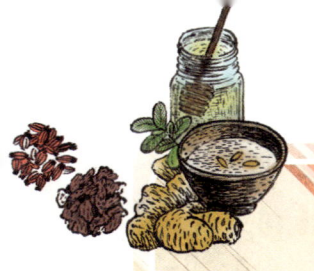

세포 건강

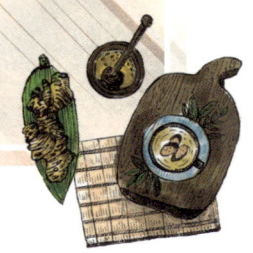

지구의 최초 생물체는 바다에서 발생했다고 합니다.

바다[海]라는 한자를 살펴보면 바다는 '사람[人]의 어머니[母]가 되는 물[水]'로 해석할 수 있습니다. 이 말의 의미처럼 우리도 엄마의 양수라는 바닷물과 동일한 조성의 물속에서 태어났습니다.

우리는 바다생물

우리는 언뜻 보기엔 대기에서 호흡하고 육지에서 생활하는 육지생물인 것처럼 보이지만 인체를 최소 단위인 세포의 관점에서 들여다보면 세포외액이라는 물속에 살고 있는 수생 동물이라고 할 수 있습니다. 게다가 세포외액의 미네랄 조성이 바닷물, 엄마 양수의 조성과 일치하기 때문에 인류의 기원이 바다생물이라는 사실을 뒷받침하고 있습니다.

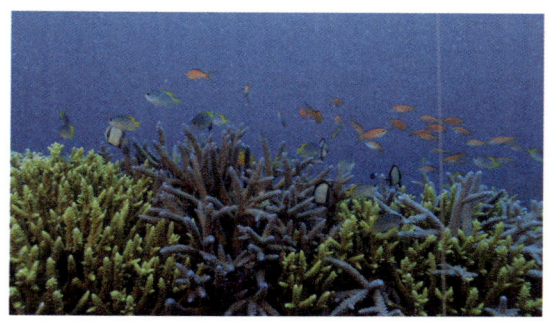

　민물고기가 바다로 가서 살 수 없고 바다고기가 민물에서 살 수 없는 것처럼 물속에 사는 생물에게는 물 그 자체가 생명활동의 기반이 되고 생명의 기본 물질이기 때문에 물속에 녹아 있는 염분을 비롯한 미네랄의 조성이 조금만 달라져도 생명에 치명적으로 작용할 수 있습니다. 또한 인체에서 물이 70%를 차지하는 만큼 수시로 물을 보충해서 이를 유지하지 못하면 건강을 유지하기 어렵습니다.

　인체의 70%가 물로 이루어진 이유는 36.5도라는 체온을 유지하기 위해서도 있습니다. 물은 지구상의 어떤 물질보다도 비열이 매우 높기 때문에 쉽게 온도 변화를 일으키기 어렵습니다. 우리 인체의 70%가 물로 이루어져서 항상성의 중요 인자인 체온을 일정하게 유지할 수 있게 되는 것입니다.

　바다 생물인 세포(바닷물과 같은 조성의 물속에서 살기 때문에)가 제 기능을 하기 위해서는 엄마 양수와 동일한 조성의 체액이 유지되는 것이 가장 중요합니다.

🍚 동치미를 즐겨 먹던 우리 조상들

우리 조상들은 예부터 천일염을 가지고 동치미 또는 물김치 등을 담가서 바닷물과 동일한 조성인 물김치 국물을 마시는 것을 생활화하였습니다.

식사 전, 식사 중간 중간에도, 식후 소화제로, 갈증 해소제로도 다양한 용도로 물김치 국물을 마셨습니다. 그러나 최근 짜게 먹는 습관이 나쁘다고 해서 소금에 억울한 누명을 씌우고 소금 섭취량은 엄격히 제한하며 저염식, 심지어 무염식까지 권하고 있습니다. 그러면서 설탕에 대해서는 매우 관대합니다.

우리의 혈액, 체액은 적절한 염분, 즉 0.9%의 농도를 유지해야 하며 이는 약간 짭짤한 상태입니다. 이것은 항상성, 인체를 질병이나 스트레스 상황으로부터 보호하는 가장 중요한 조건 중의 하나가 됩니다.

🍚 링거수의 기원은 바닷물

그래서 생명이 위급한 순간에 병원에서 가장 먼저 받는 처방은 대단한 약물보다도 세포가 편안하게 숨을 쉬고 제 기능을 할 수 있도록 도와주는 링거수액입니다. 바닷물고기에게

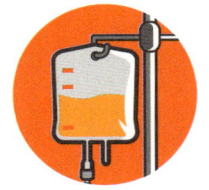

바닷물이 가장 중요한 생명물질인 것처럼 말입니다.

우리 몸속의 체액의 조성과 양은 우리가 먹는 음식과 물의 양에 따라 결정되기 때문에 체액과 조성이 같은 링거액이 되는 음식, 물김치 국물, 해양심층수와 같은 물을 수시로 섭취해서 일정하게 유지해주는 것이 중요합니다.

세포막은 유동적이어야 한다

또한 세포에는 세포막이 있어서 세포 내부와 외부를 구분 짓고 필요한 영양소, 호르몬은 안쪽으로 들이고 세균이나 독성물질에 대해서는 들이지 말아야 합니다. 때로는 울타리의 역할을 하는 세포막은 친수성인 인산기와 소수성인 지방산 두 개로 구성된 인지질로 이루어져 있습니다.

두 층의 인지질은 소수성의 지방산 층이 있어서 세포의 내, 외부의 물이 구분되도록 하고 식물의 세포벽처럼 고정되어 있지 않고 인체를 유동성 있게 만들어주고 이러한 유동성을 통해 물질교환이 이루어지도록 합니다.

● 링거액과 생리식염수: 19세기 영국의 의사 시드니 링거에 의해 발명된 치료용 수액이다. 하트만이 산성혈증을 치료하기 위해 수액에다가 젖산을 첨가하여 하트만 수액을 개발하고 우리가 흔히 링거라고 부르는 것은 바로 이 하트만 수액을 말한다. 그러나 우리가 흔히 병원에서 맞는 수액은 생리식염수인데 이것을 링거라고 표현하는 것은 엄밀히 말하면 틀린 표현이다.

그런데 인지질의 꼬리가 되는 이 지방산이 포화지방산으로 구성되면 세포막은 유동성이 떨어지고 단단하고 빽빽해집니다. 반대로 단일 불포화지방산, 다중 불포화지방산의 비율이 높아질수록 유동성이 높아져서 막이 붕괴될 수도 있습니다.

적절한 유동성을 가지기 위해서는 포화지방산과 불포화지방산의 적절한 섭취가 필요합니다. 일반적으로 육류에 주로 포함되어 있는 포화지방산보다는 생선이나 씨앗, 식물류에 들어 있는 흔히 말하는 오메가3와 같은 불포화지방산의 섭취가 부족하기 쉽습니다. 그렇기 때문에 오메가3가 풍부한 등 푸른 생선, 해조류, 들깨, 콩 등을 챙겨 먹는 습관이 필요하며 시중의 오메가3 제품으로 보충하는 것도 방법입니다.

최근에는 인지질을 주성분으로 하는 크릴오일, 난황인지질과 같은 제품들이 각광받고 있는데 이 또한 세포막의 유동성을 좋게 하는 데 효과가 있습니다. 인지질은 다른 말로는 레시틴이라고도 하는데 주로 계란, 콩, 호두 잣 등에 많이 들어 있습니다.

세포막이 제 기능을 하기 위해서는 유동성도 중요하지만 세포 외부의 물질의 선악을 구분하는 능력이 필요합니다. 이것은 세포막에 붙어 있는 당사슬이라는 구조물을 통해 세포 바깥의 영양소, 노

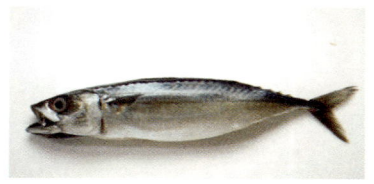

폐물, 세균, 호르몬 등을 감지할 수 있는 것이 가능해집니다.

그런데 이 당사슬이라는 구조물은 주로 각종 채소와 버섯, 해조류 등에 들어 있는 8가지 필수당으로 구성되는데 재료를 충분하게 공급받지 못하면 세포들은 당사슬이 부족한 채로 생명활동을 해나갈 수밖에 없습니다.

건강한 세포의 당사슬이 10만 개라면 대부분의 많은 사람들이 3~4만 개 정도의 당사슬만 가진 세포들로 생명활동을 해나가다 보니 정보력이 떨어지고 질병에 취약해져 심각하게는 암까지 유발하는 원인이 됩니다.

과거에 비해 육식 위주의 식사를 하고 식물 자체 내의 영양성분이 현저히 줄어들어 신경 써서 보충하지 않으면 당사슬이 부족한 세포가 만들어질 수밖에 없습니다. 부족해진 당사슬을 복구하는 방법은 당사슬의 재료가 되는 필수당을 함유한 식물류를 충분히 섭취하는 것입니다.

최근 자가면역질환이 급격히 늘고 천식과 아토피와 같은 알레르기 질환은 고치기 어려운 난치성 질환으로 자리를 잡아가고 질병 연령도 점점 어려지고 있는 원인을 세포 간 의사소통의 부족과 오류로 인식하고 당사슬의 보충으로 접근하는 시도를 하고 있습니다.

또한 우울증, 불면증, 파킨슨과 같은 각종 뇌질환의 원인도 당사슬의 보충으로 도파민, 세로토닌과 같은 신경전달물질과 수용체 간의 결합을 통해 증상을 개선해나갈 수 있습니다.

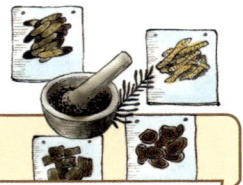

세포 건강에 도움을 주는 음식 및 성분

- **레시틴:** 레시틴 레시틴의 구조는 글리세롤 한 개에 지방산 두 개와 인산화가 된 수용성 물질이 붙어 있는 것을 말하고 이것을 포스포리피드라고 합니다. 수용성 부분에 콜린, 이노시톨, 세린 등이 붙을 수 있고 콜린이 붙은 것이 포스파티딜콜린입니다. 레시틴은 주로 콩, 달걀, 젖, 해산물, 해바라기씨와 같은 곳에 함유되어 있고 레시틴은 두뇌, 신경의 세포막을 이루고 있으면서 신호전달이 잘 될 수 있도록 도와줍니다.

  레시틴은 친수성과 친유성을 둘 다 가지고 있어서 지방을 유화해서 이동할 수 있게 도와주어 혈중 콜레스테롤 수치를 조절하는 데 도움을 줍니다. 또한 간의 지방대사를 조절해서 지방이 쌓이는 것을 막아주는 효과가 있는 항지간물질이기도 합니다.

자주 만들어 먹으면 좋은 음식

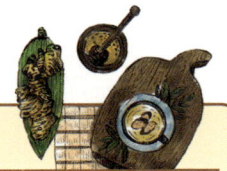

물김치

- **재료**

  무 한 개, 배추 한 포기, 양파 반 개, 사과 반 개, 마늘 10톨, 쪽파 한 단, 찹쌀풀 한 컵, 새우젓, 멸치 액젓, 소금, 매실청, 배즙

- **만드는 법**

  1. 무와 배추는 먹기 좋게 썰어준다.
  2. 적당히 썬 무와 배추는 소금에 한 시간 절인다.
  3. 무, 배추가 절여질 동안 양파, 사과 마늘, 새우젓을 믹서에 갈아준다.
  4. 찹쌀가루 한 컵, 물 한 컵을 1:1로 하여 풀을 쑤어준다.
  5. 소금에 절인 배추, 무, 식힌 찹쌀가루, 믹서에 갈은 양념을 넣고 물 2컵을 넣고 섞어준다.
  6. 멸치액젓과 매실로 간을 맞춘다.

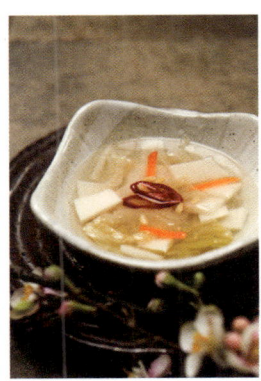

들깨미역국

- **재료**

  불린 미역, 들깨, 집간장, 들기름

- **만드는 법**

  ❶ 불린 미역을 적당한 크기로 자른다.
  ❷ 냄비에 들기름을 두르고 미역과 집간장을 넣고 볶는다.
  ❸ 물을 붓고 30분 정도 끓인다.
  ❹ 들깻가루를 넣고 살짝만 끓이다가 집간장으로 간을 맞춘다.

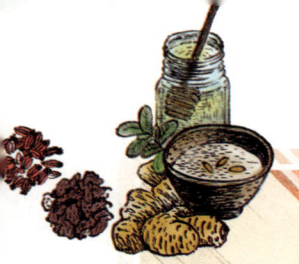

위장 건강

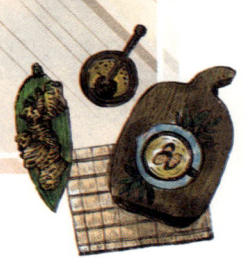

    위장은 입에서 1차 소화된 음식이 식도를 통해서 내려와 잘게 부서져서 죽처럼 만드는 일을 합니다. 이러한 역할을 수행하기 위해서 3중 구조의 근육층을 통한 격렬한 운동과 pH2의 강력한 위산이 위벽에 있는 위샘에서 다량 뿜어져 나오는 가장 다이내믹한 소화기관입니다.

    우리는 음식을 통해 생명을 이어나가기 때문에 위장은 하루도 쉴 수가 없고 잘못된 식습관으로 탈이 나게 되어도 습관교정을 하지 않으면 약물이나 다른 보조적인 방법으로는 고치기가 매우 까다롭습니다.

🍚 대표적인 위장병

    가장 대표적인 위장병은 위벽, 즉 위점막이 헐어서 쓰리고 아픈 증상입니다. pH2라는 강한 위산은 음식물을 살균하고 부수기 위해 사용되지만 동시에 위점막을 뚫을 수도 있기 때문에 위에는 뮤신이라는 점막 보호물질이 충분히 위벽을 덮어주어야 합니다.

위가 허는 증상은 점막보호물질의 생산이 부족하거나 지나치게 위산이 많을 때, 즉 공격인자가 보호인자보다 많을 때 발생합니다.

위산 과다는 선천적으로 위장활동이 지나치게 활발할 때, 과식 또는 간식 등으로 위산 분비를 끊임없이 유도할 때 주로 발생합니다. 반대로 위산의 양은 정상인데 보호인자인 뮤신의 생산이 부족하거나 위점막 재생이 느려지는 경우입니다. 우리가 흔하게 먹는 약물 중에 위점막 보호물질의 생산을 억제하는 비스테로이드성 소염진통제의 복용이 원인이 되기도 합니다.

때로는 위에 사는 미생물이 원인이 되기도 하는데 위에는 위점막을 손상시키는 헬리코박터라는 균이 있어서 위염, 위궤양의 원인이 되기도 합니다.

위장약은 일시적으로 도움이 됩니다.

또한 병원에서 쉽게 처방되는 위장약들 중에 위산제거제는 장기적으로는 위점막을 수축시켜 위점막 보호물질의 부족을 가져오고 위점막 재생의 속도까지 느리게 만들어 일시적으로는 효과를 보지만 장기적으로는 위염을 악화시키는 원인이 되기도 합니다.

저산증에는 적합한 약이 없습니다.

최근에는 위산과다보다는 저산증 환자들이 급증하고 있고 대부분의 위장약들은 위산과다환자들에게만 치중되어 있어서 안타깝게도 저산증 환자들은 제대로 된 약물치료를 받지 못하고 있습니다.

위산은 물과 소금으로 만듭니다

저산증의 원인은 여러 가지가 있겠지만, 위산의 재료가 되는 물과 염화물(Cl)의 공급부족으로 인해 발생합니다. 위산은 식사를 할 때 적게는 500~750㎖가량 분비되는데 물을 적게 마시면 500㎖ 이하로 분비되어 음식물을 잘게 부수는 데 어려움이 있을 뿐 아니라 음식물이 제대로 살균되지 않아 장내 이상발효, 감염 등의 원인이 되고 적절한 산도가 유지되지 않아서 미네랄 흡수에도 어려움이 생기게 됩니다.

염산의 재료가 되는 Cl은 소금으로부터 주로 공급받게 되는데 최근 염분의 섭취를 꺼려 하는 잘못된 인식으로 저산증 환자 또한 급증하게 되는 원인이 되었습니다.

이러한 저산증이 장기간 지속되면 위에서 머무는 시간이 점차 길어지게 되어 위하수, 역류성식도염, 위점막이 장상피로 바뀌는 등의 2차적인 질환이 나타나게 됩니다.

위에서 음식이 머무는 시간은 평균 두 시간 정도인데 위산부족으로 음식이 제대로 분해되지 못해서 십이지장으로 이동하지 못하면 주머니 형태의 위장은 음식의 무게를 이기지 못하고 처지게 되는데, 이것이 위하수입니다.

또한 위하수까지 진행되어 저류시간이 더 길어지면 위장세포가 탄력이 없어지고 수축되며 여기서 한 단계 진행하게 되면 위장세포가 장상피와 유사하게 바뀌는데 장상피 세포는 위산에 대한 대비책이 전혀 없기 때문에 위산에 매우 취약해서 만성 위염, 심하게는 위암의 원인으로 작용하게 됩니다.

🍚 역류성식도염 환자가 늘고 있다

최근 역류성식도염 환자가 매우 많아지고 게다가 연령층이 매우 어려지고 있습니다. 이러한 원인을 커피, 술, 과식, 야식 등의 원인으로도 볼 수 있지만 위장근육의 저하로 위에 음식물이 장시간 체류하게 되고 설상가상으로 식도로 역류하는 밸브가 되는 괄약근육이 제대로 조이지 못하는 것이 주원인으로 볼 수 있습니다. 이러한 이유로 역류성식도염 또한 위산과다 환자보다는 저산증 환자에게 좀 더 흔하게 나타나게 됩니다.

위장은 음식을 잘게 부수기 위해 위산이라는 화학적인 방법 외에 3중의 근육층이 있어서 연동운동, 교반운동 등의 물리적인 방법을 사용합니다.

위장근육은 불수의근이라서 우리의 의지와는 상관없이 움직이지만 걷기나 팔다리를 움직이면 위장을 움직이게 할 수 있습니다. 이와는 반대로 수술이나 질병으로 오래 누워 있는 생활을 하게 되면 팔다리의 근육도 빠져나가지만 위장 근육도 빠져나가기 때문에 소화에 어려움을 겪게 됩니다.

위장도 근육의 힘이 중요합니다

게다가 근육의 주성분은 콜라겐으로 이루어져 있기 때문에 25세가 지나고 나면 콜라겐 생성이 급격히 떨어져 근육량도 줄기 쉽습니다. 그래서 소화력도 25세가 지나면 급격히 떨어지고 위장환자도 급증하게 됩니다.

최소한 식사 후에는 삼십 분 정도 걷는 습관을 통해 위장운동을 유도하고 거창한 운동보다는 평소에 가까운 거리라도 걷는 습관을 가지는 것만으로도 위장 근육을 튼튼히 할 수 있고 소화에 도움을 받을 수 있습니다.

🍚 위장의 고통을 덜어주어야 합니다

이러한 위장의 생리를 이해하고 나면 위장에 탈이 났을 때 무조건 병원에 달려가서 약부터 먹기보다는 위장이 원하는 것을 찾아서 보충해주고 위장이 하는 일을 덜어주어서 탈이 나지 않도록 도와주는 것이 진정한 치료임을 알 수 있습니다.

위장에 탈이 나지 않게 하기 위해서는 우선 과식, 간식, 야식을 하지 말아야 합니다. 일감을 줄이면 고장이 덜한 것은 당연한 이치입니다. 식사와 식사 사이에 간식을 줄여서 위장이 충분히 쉴 수 있도록 도와줍니다. 그리고 적게 먹기와 함께 오래 씹는 것도 위장의 일을 덜어줍니다.

입과 눈을 즐겁게 하는 음식보다는 위장이 좋아하는 음식을 먹어야 합니다. 우리는 먹을 때 위장이 그것을 처리하는 데 얼마나 큰 노력이 따르는지보다는 단순히 입이 얼마나 즐거운지에 더 많은 관심이 있습니다. 입이 즐거운 음식을 지속적으로 선택하면 결국 위장에 탈이 나는 대가를 치를 수밖에 없습니다. 대부분의 눈과 입이 즐거운 수많은 음식들은 그것들을 받아내는 위장의 고통에 대해서는 관심이 없이 만들어지기 때문입니다.

위장을 행복하게 하는 음식들은 위를 따뜻하게 데워주고 위장 효소가 잘 분비되도록 도와주며 소화효소가 풍부해서 위장의 일을 덜어주고 위점막을 잘 만들어주는 음식들입니다. 음식을 선택할 때는 눈과 입이 즐거운 음식보다는 위장의 일을 도와주고 위장을 편안하게 하는 음식 위주로 드시는 것이 좋습니다.

대부분의 위장병은 스트레스성이라는 이름이 붙는 것처럼 위장은 스트레스에 특히 취약한 장기입니다. 만약 스트레스를 지속적으로 받는다면 위장에 좋은 습관과 음식으로 위장을 관리한다고 해도 위장을 좋게 만들 수는 없습니다. 무엇보다 마음을 편안하게 하고 가능하면 스트레스로부터 자유로워지는 노력이 함께 되어야 온전한 치유가 이루어질 수 있습니다.

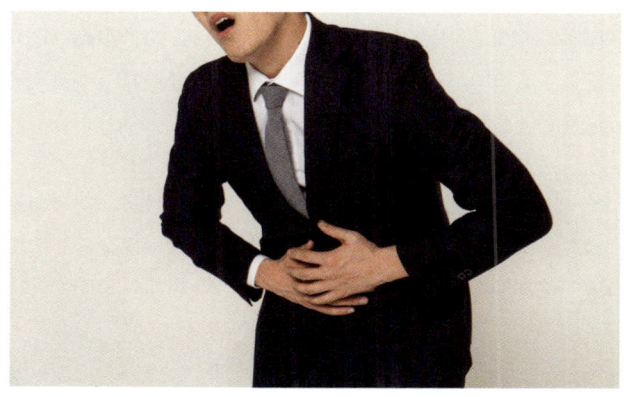

역류성식도염의 관리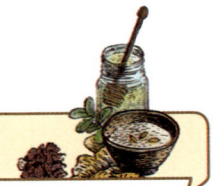

최근 남녀노소를 불문하고 급격하게 늘고 있는 역류성은 위산이 역류해서 식도를 자극하면서 염증을 유발하는 질환이다.

이럴 때 증상완화를 위해서 PPI(proton pump inhibitor)라는 강력한 제산제를 처방받아 복용하면 일시적으로는 쓰림증상이 완화되지만 장기적으로는 위산이 부족해져 소화가 제대로 이루어지지 못하고 위체류 시간이 길어지면서 역류증상을 더욱 심각하게 만드는 원인이 될 수도 있다.

역류성식도염의 근본적인 원인은 오히려 위산부족으로 인해 위체류 시간의 지연, 위장근육 감소, 야식, 과식, 커피, 술, 운동부족, 오래 씹지 않고 급하게 먹는 습관, 내장지방 등이 원인이다.

우선 위장근육을 단련시키는 노력과 함께 음식 조심을 반드시 해야 하며 위장점막을 보호하는 베타카로틴이 함유된 음식, 생강, 무 등의 건위식품을 꾸준히 섭취하는 것으로 근본적인 치료를 해야 한다.

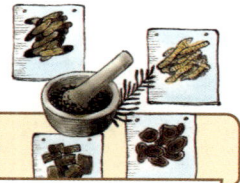

위장 건강에 도움을 주는 음식 및 성분

- **파래**: 위장보호물질인 비타민U가 양배추의 6배가 들어 있고 마그네슘이 풍부해서 예민한 신경을 부드럽게 해주며 간 건강에도 도움을 준다. 파래 초무침을 할 때 베타카로틴이 풍부한 배 껍질을 활용하면 설탕의 양도 줄이고 위장보호 효과도 상승시킨다.

- **양배추**: 위장 점막을 보호하는 비타민 U가 풍부해서 위궤양을 개선하고 수분과 식이섬유, 베타카로틴이 풍부해서 장 건강에도 탁월하다. 열을 내려주는 성질이 있어서 위열이 많아 위산과다인 사람에게 더 잘 맞고 위가 냉하고 위 기능 저하로 오는 위염에게는 많이 쓰지 않는 것이 좋다.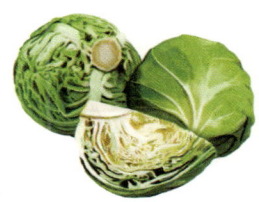

- **식혜**: 전분을 소화시키는 아밀라아제가 풍부한 보리싹을 말려서 만든 엿기름을 사용해서 쌀을 발효해서 만든 전통음료다. 소화기능이 약하고 이로 인해 위를 재생할 영양과 에너지공급을 잘 하지 못하는 만성위장 환자에게 쓸 수 있다. 설탕의 양을 줄이고 단호박으로 맛을 내면 점막을 재생하는 효과가 더욱 좋아져서 위장약으로 꾸준히 마셔도 좋다.

- **생강:** 대표적인 건위식품으로 구역, 구토에도 좋고 따뜻한 성질이 있어서 속이 냉한 사람에게 특히 좋다. 주로 속이 냉한 인도나 동남아 사람들에게 향신료로 사용된다. 생강을 말려서 덖으면 유효활성이 더욱 커져서 차로 마시는 것도 좋다. 항균력이 좋아 장내 유해세균 정리에 효과적이다.

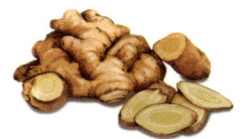

- **무:** 디아스타제라는 소화효소가 풍부하고 양적 성질이 강해서 소화제로 훌륭한 음식이다. 동치미로 만들어 그 물을 식전, 식후에 마시면 집에서 만들어 먹는 소화제가 된다.

특히 가을무는 산삼과도 안 바꾼다는 말처럼 유황이 더욱 풍부해져서 강력한 항산화제가 된다. 우리 조상들은 땅속에 저장해서 겨우내 먹고 동치미나 깍두기 등을 담가서 겨울철 부족한 영양을 채웠다. 무는 호흡기건강에도 도움을 줘서 무조청을 만들어 감기예방약으로 사용해도 좋고 평소 소화가 잘 안 되는 노인 분들에게 소화제로 만들어 드려도 좋다.

무청 또한 엽록소가 풍부해서 혈액생성과 세포부활을 도와 훌륭한 치유음식이 된다. 무청을 삶아 말린 시래기는 겨우내 우리 조상들의 훌륭한 비타민C와 엽록소보급원이 되어주었다.

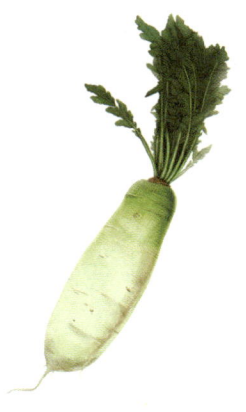

자주 만들어 먹으면 좋은 음식

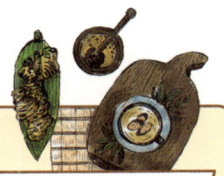

파래 바지락죽

- **재료**

  말린 파래가루, 말린 바지락, 불린 쌀, 들기름

- **만드는 법**

  ① 말린 바지락을 씻어서 불려 둔다.
  ② 달군 팬에 들기름을 두르고 바지락을 볶는다.
  ③ 불린 쌀을 넣고 물을 다섯 배 분량으로 붓고 센 불로 끓이다가 약한 불로 바꾸어 쌀이 충분히 무를 때까지 익혀준다.
  ④ 먹기 전에 파래가루를 고명으로 얹고 들기름과 집간장을 살짝 두른다.

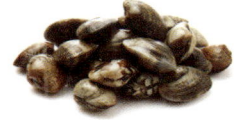

● 생선이나 해조류를 말리면 비타민D가 증가한다.

위장 건강

무나물

- **재료**

  무 500g, 다진 파, 간 마늘, 천일염, 들기름

- **만드는 법**
  1. 무를 채 썰어서 소금으로 간을 한다.
  2. 팬에 무와 물을 조금 넣고 뚜껑을 덮고 익힌다.
  3. 무가 익으면 다진 파, 마늘을 넣고 마지막에 들기름으로 마무리한다.

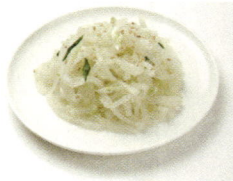

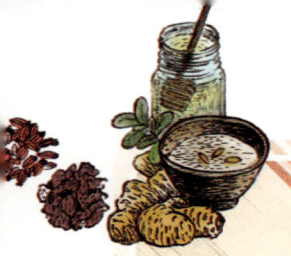
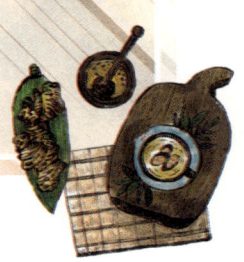

부신 건강

 부신은 신장 윗부분에 고깔모자처럼 붙어 있는 내분비기관으로 신장에 붙어 있기는 하지만 신장의 부속기관이 아닌 별개의 일을 하는 기관입니다.
 부신의 무게는 5g 정도이지만 오른쪽 부신은 삼각형 모양이고 왼쪽 부신은 반원형에 가까운 모양입니다.

 부신의 뇌하수체의 조절을 받아서 우리 몸에 필요한 호르몬을 만드는데 안쪽인 수질에서는 카테콜아민 호르몬을 분비하고 바깥쪽 피질에서는 스테로이드 호르몬을 분비합니다.

 에피네프린, 노르에피네프린과 같은 카테콜아민 호르몬은 혈압을 상승시키고 혈관을 수축시켜서 갑작스러운 위기상황에 대처할 수 있게 해줍니다.

 부신의 바깥쪽 피질에서 분비되는 스테로이드 호르몬은 대표적으로 당질 코르티코이드, 염류성 코르티코이드, 성호르몬 이렇게 세 종류가 있습니다.

당질 코르티코이드는 혈당을 일정하게 유지해서 우리 몸에 필요한 에너지가 부족하지 않게 도와주며 극심한 스트레스 상황에 신체를 방어하기 위해 분비되는 중요한 호르몬입니다.

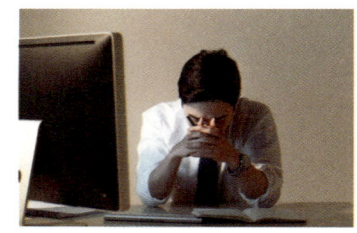

장기적인 스트레스 상황에 놓여서 지속적으로 분비되거나 더 나아가 고갈이 되었을 때 장기간 스테로이드 약물을 사용하게 되면 부신기능이 억제되어 호르몬이 충분히 분비되지 못해 외부 자극에 적절히 대응하지 못하게 되어 위험한 상황에 놓일 수 있습니다.

염류코르티코이드는 신체의 수분과 전해질 대사를 조절해서 혈압을 조절하고 체액이 부족할 때 신장의 염분을 재흡수하도록 도와주는 역할을 합니다.

이 밖에도 부신호르몬이 우리 인체에 하는 역할은 면역을 조절하고 염증을 억제하는 중요한 일을 합니다.

🍚 부신호르몬은 잠을 자야 보충됩니다

부신호르몬은 밤새 자는 동안 생산해서 저장해 두었다가 깨어 있는 동안에 각종 스트레스와 자극으로부터 우리 몸을 보호하는 데 사용하고 저녁이 되면 바닥을 드러내어 수면을 통해 보충합니다. 반드시 잠을 통해 보충할 수 있기 때문에 잠이 부족하면 그 생산량도 부족해집니다.

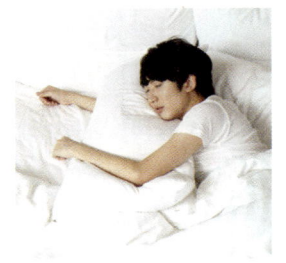

대다수의 현대인들은 불안과 좌절, 분노, 염려 등의 지속적인 스트레스에 놓이기 때문에 부신피질호르몬의 지속적인 분비를 유도하고 설상가상으로 수면시간은 상대적으로 부족할 수밖에 없기 때문에 부신은 고갈되기 십상입니다.

커피를 비롯한 카페인 음료나 도넛이나 떡, 케이크 등 달고 혈당을 한 번에 올리는 음식들에 의존하게 되면 부신을 더욱 지치게 만들어 장기적으로는 부신을 고갈하는 결과를 초래하게 됩니다.

부신을 충전하지 못하면 고갈됩니다

부신이 고갈되면 하루 종일 무기력하고 알 수 없는 우울감과 피로가 지속되고 성욕이 없고 사고력이나 이해력이 떨어지면서 사람들과의 대화에 집중하기 어렵고, 여러 가지 복잡한 상황을 접하게 되면 적절한 판단을 내리기가 힘들어집니다. 사소한 감기를 비롯하여 잔병치레를 하게 될 뿐 아니라 회복이 잘 되지 않습니다.

이럴 때 갑자기 교통사고, 가족의 죽음과 같은 극도의 정신적, 육체적 위기상황이 닥치게 되면 스트레스에 방어할 수 있는 능력이 약하기 때문에 심각한 질병이나 심리적 공황상태에 놓이기 쉽습니다.

작지만 매우 중요한 일을 하는 부신을 잘 관리하기 위해서는 부신을 최대한 덜 사용하고 최대한 보충하는 것입니다.

부신호르몬을 덜 사용하기 위해서 스트레스 상황에 최대한 덜 노출되어야 합니다. 스트레스 상황에 덜 노출되기 위해서는 마음을 잘 다스려야 합니다.

우리가 하루 중 발생하는 수많은 스트레스 중에서 자신의 의지와는 관계없이 받는 스트레스 외에도 자발적 선택에 의한 스트레스도 많다는 것을 인식하고 항상 건강을 최우선시하는 마음으로 한 발 물러서서 삶을 바라보는 시각이 필요합니다.

단 음식, 밀가루, 카페인은 부신호르몬의 분비를 일시적으로 유도하기 때문에 임시방편이 되지만 장기적으로는 더 심각한 고갈을 가져옵니다. 흰 설탕, 백미, 흰 밀가루보다는 잡곡밥, 통밀, 비정제 설탕 등으로 대체하는 것이 좋습니다.

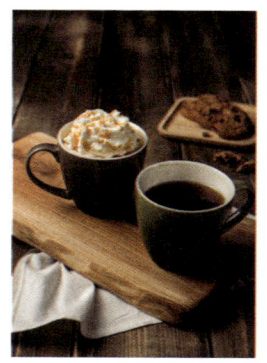

부신은 장건강과 밀접한 영향이 있기 때문에 장을 건강하게 하는 김치, 식초와 같은 발효음식, 식이섬유가 풍부한 해조류, 나물류 등이 좋고 특히 브로콜리, 양배추, 케일과 같은 십자화과 식물이 도움이 됩니다. 특히 식초의 유기산은 부신피질호르몬의 원료가 되어 천연식초를 자주 섭취하는 것이 좋습니다.

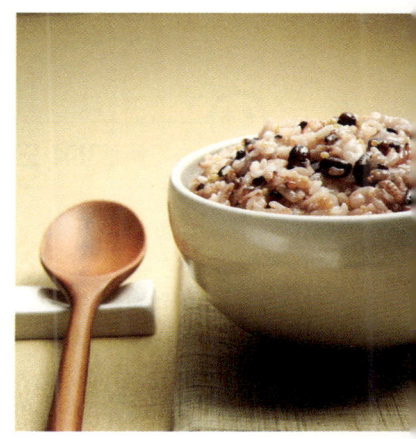

부신은 우리 몸에서 염분을 관리하는 신장의 부속기관으로 염분과 매우 밀접한 관련이 있기 때문에 부신이 고갈되면 자연스럽게 짠맛을 찾게 됩니다. 실제로 부신을 회복하는 데 소금이 매우 중요한 역할을 합니다.

가급적 저염식을 피하시고 국이나, 물김치 국물을 통해 건강한 염분을 섭취하시는 것이 좋으며 국이나 물김치를 만들 때는 천일염이나 죽염을 사용하는 것이 좋습니다.

부신호르몬의 재료가 되는 비타민C, 오메가3. 비타민B군을 수시로 보충해주는 것, 그리고 무엇보다 일광욕, 반신욕 등을 통해 부신을 따뜻하게 하고 마음가짐을 밝게 가지는 것이 중요합니다.

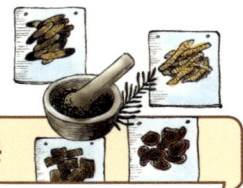

부신 건강에 도움을 주는 음식 및 성분

- **천연 식초**: 식초는 백약이라고 할 정도로 유효활성물질이 많고 우리 몸에도 이롭다. 어떤 식재료든 발효해서 식초로 만들면 그 재료로부터 얻을 수 있는 모든 것을 얻어낼 수 있는 방법이 바로 식초이다. 식초의 유기산과 풍부한 미생물은 부신을 살려주는 중요한 물질이며 칼슘흡수를 도와서 골다공증에 좋고 기미,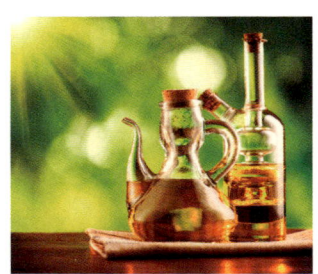
검버섯, 여드름을 억제하는 효과가 있다. 이 밖에도 요산과 같은 노폐물 배출에도 도움을 줘서 통풍환자에게 도움을 줄 수 있으며 동맥경화 예방과 혈압강하, 비만 예방에 좋다. 어떤 식초든 아침저녁으로 물에 희석해서 마시면 좋다. 식초의 유기산은 피로물질인 젖산을 제거해주어 운동 전후나 피로가 누적될 때 음료로 마시면 좋다.

- **비타민C**: 비타민C 하면 레몬이나 오렌지 등 과일을 떠올리지만 무, 보리새싹, 감자에도 많이 들어 있다.
비타민C가 흡수되려면 바이오플라보노이드(비타민P)가 함께 필요하기 때문에 고함량 비타민C 제제보다 식품으로 섭취하는 것이 좋다.
감자를 비타민C 섭취 목적으로 먹을 때는 생즙으로 먹으면 좋다. 끓이거나 삶더라도 식품에 함께 들어 있는 파이토케미컬이 비타민C가 파괴되지 않게 도와주기 때문에 크게 걱정하지 않아도 된다.

- **낙지**: 단백질과 콜레스테롤이 풍부하며 특히 타우린과 히스티딘이 들어 있어 간을 돕고 콜레스테롤을 분해해서 성인병 예방에 도움을 준다. 철, 칼슘과 같은 미네랄이 풍부해서 혈액생성을 도와 빈혈이나 갱년기 증상에 도움이 된다.

- **브로콜리**: 십자화과의 대표적인 채소이며 대표적인 항암식품이다. 이소티오시아네이트가 풍부해서 암세포 생성을 억제하고 루테인, 베타카로틴과 같은 항산화제가 풍부하다. 수용성 물질인 설포라판을 섭취하기 위해 데치기보다는 살짝 쪄서 먹는 것이 좋다.

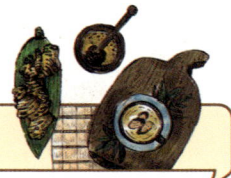

자주 만들어 먹으면 좋은 음식

들깨소스를 올린 브로콜리

- **재료**
  브로콜리

- **만드는 법**
  들깨소스: 들깻가루, 식초, 올리브오일, 매실청, 소금 약간을 넣고 믹서에 갈아준다.

  브로콜리를 살짝 쪄서 들깨소스를 드레싱해서 먹는다.

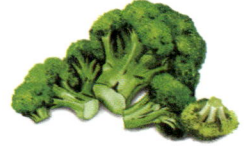

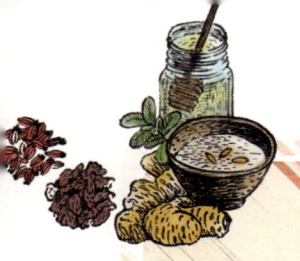
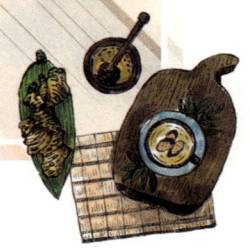

갑상선 건강

 갑상선은 에너지발전소

갑상선이란 성대를 가로질러 납작하게 위치한 작은 나비 모양의 내분비기관입니다. 갑상선은 뇌하수체에서 분비되는 갑상선자극호르몬의 신호를 받아서 갑상선호르몬을 만들어내어 에너지와 체온을 조절하는 중요한 기능을 하는 에너지 발전소라고 할 수 있습니다.

갑상선에서 분비하는 두 가지 호르몬은 T4. T3 형태로 존재하며 여기에 숫자는 호르몬에 포함되는 요오드의 개수를 나타냅니다. 생성되는 갑상선호르몬의 대부분은 T4이고 이것은 T3에 비해 상대적으로 비활성이며 간 및 다른 조직에서 활성도가 높은 T3로 전환됩니다. 그러나 우리 몸에서 마그네슘이나 비타민이 부족할 때는 활성형인 T3로의 전환율이 낮으며, 합성갑상선호르몬의 경우도 T4이기 때문에 전환율에 따라서 효과를 느끼지 못하는 경우도 많습니다. 그래서 합성갑상선호르몬제를 복용할 때는 마그네슘을 비롯한 다양한 비타민과 미네랄의 섭취도 함께 하는 것이 좋습니다.

갑상선은 다른 내분비기관과 마찬가지로 피드백 기전을 통해 조절되고 있습니다. 혈중갑상선호르몬이 낮으면 시상하부를 자극하여 갑상선자극호르몬 방출호르몬을 분비하여 뇌하수체에서 갑상선자극호르몬을 분비하고 이것을 통해 갑상선호르몬을 방출합니다. 혈중갑상선호르몬이 높으면 반대로 시상하부를 자극하지 않아서 갑상선자극호르몬이 방출되지 않습니다.

만약 혈중갑상선자극호르몬이 높은 수준을 유지한다면 갑상선이 제 기능을 하지 못해서 갑상선호르몬이 제대로 분비되지 못해서 시상하부를 지속적으로 자극하고 있다는 것을 의미합니다.

갑상선은 기상 전에 호르몬을 분비해서 활동을 할 수 있는 에너지 생산을 하도록 도와 아침에 상쾌한 기분으로 일어날 수 있도록 해주고 낮 시간의 활동을 돕는 중요한 역할을 합니다.
이러한 갑상선의 기능이 저하되면 아침에 일어나기 힘들고 기초대사량이 줄어 체중을 줄이기가 어려우며 쉽게 지치고 열 생산이 안 되어 추위를 많이 탑니다.

이 밖에도 눈썹 끝부분이 숱이 적어지고, 변비, 부은 눈, 건조한 피부, 탈모, 이명, 불면과 우울증, 월경과다, 불임 등 다양한 증상이 나타납니다.

아침 기상 시에 겨드랑이 체온을 측정했을 때 36.5도에 미치지 못하면 갑상선저하로 볼 수 있습니다. 혈중갑상선호르몬이 정상 수치라고 해도 활성형호르몬으로 전환되지 못하면 갑상선저하 증상을 느끼게 되며 이것을 가장 잘 알아낼 수 있는 방법은 체온 측정이라고 할 수 있습니다.

갑상선저하의 원인 중 하나로 글루텐 섭취를 지목하고 있습니다. 글루텐이 면역 세포로 하여금 정상 갑상선샘 세포를 공격하도록 만들어서 갑상선샘 세포가 파괴되는 자가면역을 발생하게 하는 것을 가장 큰 원인으로 꼽습니다.

갑상선과 부신은 밀접하게 연결되어 있습니다

이 밖에도 갑상선과 함께 체온과 에너지조절의 역할을 하고 있는 부신과도 매우 밀접한 연관이 있습니다. 장시간 과로와 스트레스로 부신이 고갈되면 간과 신장에서 T3로 전환이 잘 이루어지지 못하게 됩니다. 따라서 코르티솔이 부족할 때 T4는 정상이어도 T3는 낮게 나오게 됩니다.

🍚 갑상선 호르몬과 여성호르몬은 밀접한 연관이 있습니다

갑상선은 특히 여성호르몬과 밀접한 관계가 있는데 에스트로겐 우세인 여성들에게 특히 갑상선호르몬 저하가 많이 발생합니다. 이것은 에스트로겐이 갑상선호르몬과 구조가 비슷해서 갑상선호르몬 수용체에 에스트로겐이 붙게 되어 갑상선호르몬저하증이 발생하는 것입니다. 이럴 때는 에스트로겐 우세를 교정하는 노력이 있어야 치료가 됩니다.

갑상선 기능 저하를 개선하기 위해서는 글루텐이 함유된 밀가루 음식을 최대한 피하는 것이 중요합니다. 갑상선호르몬의 원료가 되는 요오드가 풍부한 미역과 같은 해조류와 양파, 마늘, 미나리, 버섯을 꾸준히 섭취하는 것이 도움이 될 수 있습니다만 만약 합성 갑상선호르몬제를 처방받아서 복용 중에는 모니터링을 하기 위해 요오드가 풍부한 해조류나 천일염의 섭취를 제한할 수도 있습니다.

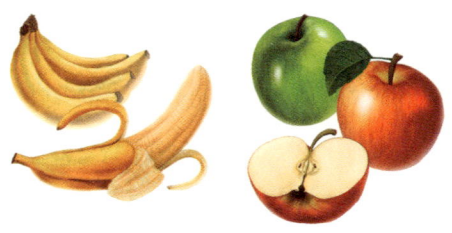

또한 인체 내에서 에너지를 많이 만들어내는 사과, 바나나와 같은 과일 그리고 당근, 생강과 같은 따뜻한 성질의 뿌리채소도 좋습니다.

육류, 계란, 아보카도에 함유된 타이로신은 갑상선호르몬의 원료가 됩니다. 활성형 갑상선호르몬의 전환율을 높이는 마그네슘과 엽산, 비타민 B군 등의 보충제를 섭취하는 것도 도움이 될 수 있습니다.

반대로 갑상선호르몬이 과다하게 분비되는 것을 갑상선 항진이라고 합니다. 갑상선호르몬이 과다하게 분비되면 지나치게 에너지와 열을 과하게 생산하여 체온이 높아지고 맥박이 빨라지며 기초대사량의 증가로 음식 섭취량은 많아져도 쉽게 살이 찌지 않습니다.

마치 과열된 기계처럼 열로 늘 상기되어 있고 활성산소를 비롯한 대사 노폐물이 증가하여 간이나 신장에 부담을 줄 수 있으며 마치 과열된 기계의 부속품이 쉽게 닳는 것처럼 조직이나 영양소의 소모가 빨라집니다.

갑상선 기능 항진의 음식 치유의 목표는 원인치료보다는 증상을 완화하는 데 있습니다.

갑상선 기능 항진에 도움이 되는 음식으로는 대표적인 대사 조절음식인 콩이 있습니다. 콩은 소장 점막의 영양소 흡수속도를 느리게 해주어 혈당이 급격하게 올라가는 것을 막아주기 때문에 동시에 대사속도가 빨라지는 것을 막아줍니다.

양배추, 케일과 같은 잎이 넓고 햇빛에 강한 채소들과 연자육과 같이 하강기운이 강한 씨앗은 갑상선 기능 항진 환자의 과잉 생산된 열을 식히고 상기된 기운을 내리는 데 도움을 줄 수 있습니다.

이 밖에도 생감자즙은 서늘한 성질로 열을 내려주면서 비타민C가 풍부해서 항산화력이 좋을 뿐 아니라 콜라겐 합성을 도와 과열된 기계의 부속품처럼 닳기 쉬운 조직을 재생하는 데 도움을 줄 수 있습니다.

갑상선 항진 질환 역시 자가면역을 그 원인으로 보기 때문에 자가면역을 일으키는 글루텐과 같은 알러지원이 장점막을 통과해서 혈액으로 새어나가지 않도록 장을 다스리는 것이 무엇보다 중요합니다.

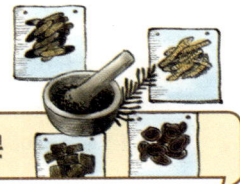

갑상선 건강에 도움을 주는 음식 및 성분

- **셀레늄:** 비타민 E보다 1800배나 뛰어난 항산화능력. 글루타치온 생성을 돕고 브로콜리, 양파, 마늘에 풍부하게 함유되어 있으며 강한 휘발성이 있기 때문에 조리할 때 고열에서 장시간 가열하지 않는 것이 좋다. 갑상선은 셀레늄이 가장 많이 존재하는 기관이며 항산화와 호르몬 대사에 필요하다.

- **미역:** 갑상선호르몬의 재료가 되는 요오드가 풍부하고 항산화작용이 있는 셀레늄이 갑상선세포를 보호해준다. 뿐만 아니라 알긴산이 풍부해서 독성물질 배출에 도움을 주고 장내 유익균 증식에 도움을 주어서 장 건강에도 좋다.

- **양파:** 백합과에 속하는 양파는 캠퍼롤, 퀘르세틴, 알리신 등 유효활성물질이 풍부해서 혈액을 정화하고 혈중 나쁜 콜레스테롤을 억제하며 강력한 항산화기능이 있다.
  양파의 알싸한 맛을 내는 황화아릴인 알리신은 양파를 자르거나 갈면 알리신으로 변해서 체내에서 쉽게 배설되지 않고 장기간 보존이 되어 좋다. 특히 몸이 무겁고 피로할 때 양파스프를 수시로 해 먹으면 도움이 된다.
  양파를 손질할 때 황화아릴과 같은 수용성 물질 때문에 눈이 매워 손질하기 어려울 때 물에 넣고 손질하면 편하게 손질할 수 있다.

- **콩:** 콩은 단백질, 칼슘, 레시틴 등 영양성분이 매우 훌륭한 식품이다. 뿐만 아니라 콩은 영양흡수의 속도를 조절해줘서 대사속도를 느리게 해주어 비만이나 당뇨에도 탁월하다. 콩을 자주 섭취하기 위해서는 콩밥을 해 먹는 것도 좋지만 삶아서 두유로 만들어 먹으면 쉽고 간편하게 먹을 수 있다.

  이 밖에도 청국장, 된장 등으로 발효해서 먹으면 소화흡수도 쉽고 유익미생물을 비롯해서 콩의 영양소 외에도 발효를 통해서 얻어지는 다양한 유효활성물질까지 섭취해서 먹을 수 있어서 더욱 좋다.

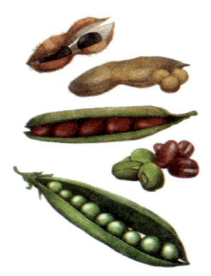

- **케일:** 십자화과 채소이며 영양성분이 매우 훌륭한 하늘이 주신 최고의 선물이라는 평가를 받고 있다. 넓고 커다란 잎은 뜨거운 태양열을 식히는 차가운 성질과 수분을 가지고 있어서 갑상선항진의 열증을 식히는 데 도움을 준다.

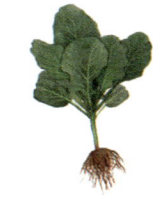

- **연자육:** 연의 씨앗으로 복분자나 오미자와 같은 다른 씨앗처럼 생식능력을 좋게 한다. 무려 3000년이 지나도 싹을 틔울 정도로 생명력이 강하다고 한다. 체내 노폐물 배출, 내장지방제거, 혈압강하 등의 효과가 있다고 알려져 있다.

  특히 열을 내리고 심신을 안정시키는 작용이 있고 강하게 배전하면 기운을 하강시키는 능력이 더욱 커져 안신, 진정, 수면에 도움을 줄 수 있다.

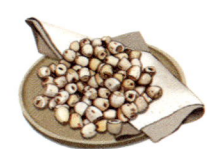

자주 만들어 먹으면 좋은 음식

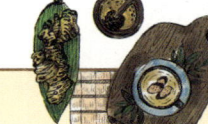

갑상선저하: 생강소스와 고등어구이

- **재료**
  고등어, 생강
  생강소스: 간장, 생강즙, 물엿, 후추, 청주

- **만드는 법**
  고등어를 살짝 구워 생강소스를 바르고 다시 오븐에 구워준다.

갑상선 항진: 된장소스를 올린 케일 쌈밥

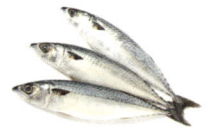

- **재료**
  된장, 깨소금, 다진 마늘, 들기름, 매실청, 밥, 살짝 찐 케일

- **만드는 법**
  살짝 찐 케일 위에 밥을 넣고 된장소스를 올려 쌈을 한다.

갑상선 건강　75

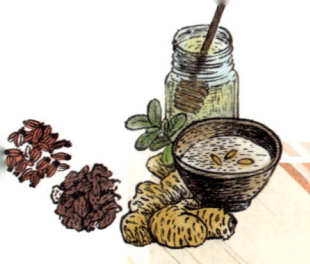

신장 건강

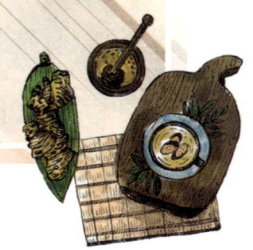

　신장은 우리 인체 내에서 노폐물을 걸러서 혈액을 깨끗하게 유지하는 중요한 역할을 하는 기관입니다. 배 쪽보다는 등 쪽에 좀 더 가깝게 있으며 척추를 중심으로 좌우로 하나씩 위치하고 있으며 강낭콩 모양을 하고 있습니다. 신장 한 개의 무게는 120~170g이며 간 밑에 위치한 우측 신장은 좌측보다 약간 아래쪽에 위치합니다.

　신장의 바깥쪽을 피질, 안쪽을 수질이라고 하며 바깥쪽 피질에는 혈액으로부터 원뇨를 만드는 사구체가 있고 수질에는 세뇨관이 있습니다. 하나의 사구체와 세뇨관이 짝을 이루어 신장의 최소 단위인 네프론을 구성하고 있습니다. 세뇨관은 다시 근위 세뇨관, 헨레고리, 원위세뇨관, 집합관으로 구성되어 있으며 최종적으로 소변을 만들어내는 곳입니다.

🍚 신장은 쉴 새 없이 일을 합니다

신장은 하루 100~150ℓ 가량의 혈액을 쉴 새 없이 걸러서 그중 2ℓ를 소변으로 배출하고 나머지는 심장으로 보냅니다. 이러한 과정을 통해서 혈액의 노폐물을 소변으로 배출하고 나트륨을 비롯한 미네랄의 농도를 조절, 산과 염기의 조절을 통해 항상성을 유지하며, 적절한 혈압을 유지하고 적혈구를 만드는 호르몬을 분비하는 일을 통해 조혈작용을 돕습니다.

세포의 젖줄이 되는 혈액의 질을 관리해야 하는 신장의 특성상 일평생 동안 밤낮을 가리지 않고 일을 하기 때문에 고장 나기 매우 쉽고 나이가 들어감에 따라 다른 장기에 비해 노화도 빨리 진행됩니다. 설상가상으로 한번 고장 난 신장을 되살리는 것은 매우 어려울 뿐 아니라 이를 방치하고 악화되었을 때는 혈액 투석, 신장이식이라는 극단적인 방법밖에는 없기 때문에 신장을 평소에 잘 관리하는 것이 무엇보다 중요합니다.

🍚 신장은 머리카락보다 가는 혈관이 뭉쳐 있어 막히기 쉽습니다

먼저 신장의 구조와 생리에 대해 자세히 살펴보다 보면 신장 관리의 해법을 찾을 수 있습니다.

백만 개의 네프론마다 사구체라는 머리카락처럼 가늘고 얇은 혈관덩어리와 세뇨관으로 이루어져 여과, 재흡수와 재분비라는 과정이 섬세하게 일어날 수 있고 재차 검증을 통해 단백질, 당과 같은 물질을 빠짐없이 거둬들일 수 있습니다.

그러나 이러한 얇고 미세한 혈관들이 엉킨 실타래처럼 모여 있기 때문에 혈행의 흐름이 정체되는 것이 신장의 기능이 떨어지는 원인이 됩니다. 그래서 아르기닌, 시트룰린과 같이 모세혈관을 확장해주는 우엉, 수박과 같은 음식이 도움을 줄 수 있습니다.

우엉밥이나 우엉조림과 같은 음식도 좋지만 말린 우엉을 덖어서 차처럼 우려내어 수시로 마시는 것이 더욱 좋습니다.

수박은 푸른 겉껍질에 시트룰린이 많기 때문에 과육을 먹은 후에 껍질만 따로 모아 끓여서 그 물을 마셔도 좋고 과육과 함께 끓여서 마시면 과육에 풍부한 라이코펜까지 섭취할 수 있고 맛도 좋아져서 함께 마시는 것이 더욱 좋습니다.

반신욕이나 일광욕을 통해 혈관을 이완시키는 것도 모세혈관 확장에 도움이 될 수 있습니다. 게다가 신장은 햇빛이 인체에 도달되어야 일을 할 수 있기 때문에 햇빛을 수시로 보지 않으면 신장기능을 약화시킬 수 있습니다.

신장은 또한 우리가 먹는 모든 음식물, 그리고 음식물과 함께 함유된 각종 첨가물, 복용하는 약물 등이 대사되고 마지막으로 배설되는 기관이기 때문에 음식이나 약물을 먹을 때 신장이 걸러내야 하는 노폐물, 식품 첨가물, 약물을 포함한 화학물질들의 섭취량을 최소로 하여 신장의 부담을 덜어주는 마음 자세도 필요합니다.

실제로 다른 장기의 문제들로 여러 가지 약물을 오랫동안 복용하거나 과식이나 가공식품의 섭취를 오래 하게 되면 신장의 과부하로 신장질환으로 이어지게 됩니다. 그래서 노폐물, 독성물질의 양에도 신경 써야 하지만 아무리 좋은 음식, 좋은 영양소라고 해도 많이 먹는 것 자체는 신장의 부담이 되기 때문에 평소에 소식하는 습관이 필요합니다.

🍚 신장결석의 원인은 산성음식

최근 신장결석환자가 급증하고 있는데 이것의 가장 큰 원인은 육류와 우유를 비롯한 산성식품의 섭취 증가라고 할 수 있습니다.

산성식품의 섭취로 인해서 혈액이 산성화되는 것을 막기 위해서 골격근으로부터 혈액으로 칼슘이 이동하게 되고 남아도는 칼슘이 신장에 쌓이게 되면서 결석을 만들게 됩니다.

이럴 때 단순히 칼슘섭취량을 줄이게 되면 골격근에서 더 많은 칼슘을 빼앗아 오기 때문에 결석이 더 악화될 수도 있습니다.

이럴 때는 근본 원인이 되는 육식을 비롯한 산성식품의 섭취를 줄이고 해조류와 같은 알칼리 식품의 섭취를 늘려서 해결해야 합니다.

신장은 갯벌과 닮아 있습니다

인체를 지구에 비유하면 혈액은 바닷물이라고 할 수 있고 신장은 갯벌과 닮아 있다고 할 수 있습니다. 신장에서 심장으로부터 뿜어져 나오는 혈액이 잠시 머물렀다가 노폐물을 버리고 다시 되돌아가는 모습을 보면 갯벌과 매우 유사합니다.

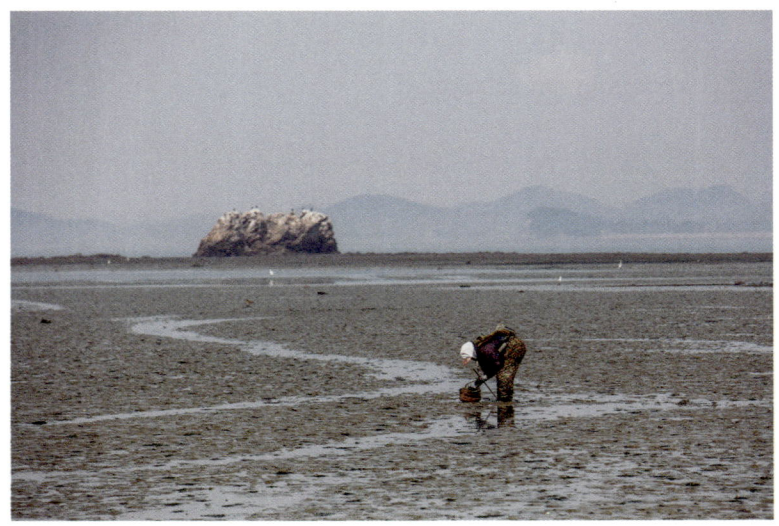

이러한 기능적 유사성 때문에 갯벌생물에는 신장을 건강하게 유지할 수 있게 도움을 주는 미네랄과 호르몬을 만드는 재료들이 풍부하게 들어 있습니다. 바지락, 모시조개, 백합과 같은 조개류, 낙지와 같은 갯벌에서 나는 재료로 만든 음식들을 자주 섭취하는 것이 중요합니다.

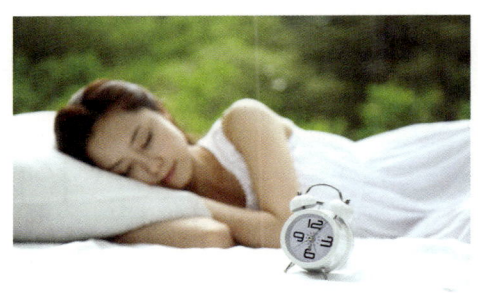

장기를 오행에 배속시키면 신장은 수(水)에 해당합니다. 하루를 오행에 배속시키면 수에 해당하는 것은 밤 시간입니다. 신장은 대표적인 음장부이면서 밤에 충분한 수면을 통해 회복됩니다. 야간에 늦게까지 수면을 취하지 못하면 신장에 무리가 생기며 숙면을 취하지 않으면 어떠한 방법으로도 신장을 고칠 수 없다는 것을 잊지 말아야겠습니다.

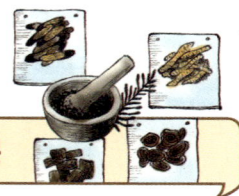

신장 건강에 도움을 주는 음식 및 성분

- **바지락**: 풍부한 타우린은 심장, 간 등에 주로 존재하면서 세포를 보호하고 생명활동에 필요한 역할을 한다. 부족할 때에는 전신에 이상 증상이 나타난다. 이 밖에도 세포재생을 돕는 아연과 혈액순환과 혈중콜레스테롤을 조절해주는 오메가3의 공급원이 된다.

- **우엉**: 이눌린이 풍부해서 이뇨를 촉진하고 아르기닌이 풍부해서 모세혈관을 확장시켜 신장기능을 돕는다. 우엉을 섭취하는 방법은 다양한데 우엉을 말려서 덖은 후 차로 마시면 우엉의 찬 성질을 줄여서 속이 냉한 사람도 먹을 수 있다. 특히 우엉과 율무를 동시에 먹으면 이뇨를 촉진하고 혈당을 조절해주며 비만예방에 도움이 된다.

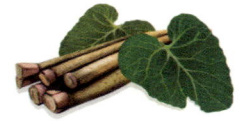

- **수박**: 칼륨이 풍부해서 이뇨작용이 있고 항산화작용이 있는 라이코펜이 풍부하며 말초혈관을 확장시키는 시트룰린이 풍부해서 말초 순환을 돕는 순환제이다.
라이코펜과 시트룰린의 흡수를 돕기 위해서는 생으로 과육만 섭취하는 것보다는 껍질째 끓여서 소금을 넣어 먹는 것이 좋다. 여름철 속이 냉할 때 꾸준히 먹는 여름철 보양식이 된다.

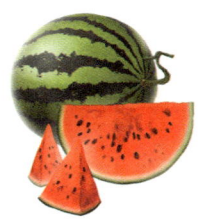

자주 만들어 먹으면 좋은 음식

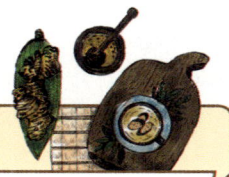

토란대나물

- **재료**

  토란대 200g, 다시마 육수, 현미 죽, 다진 파, 간 마늘, 들기름

- **만드는 법**

  ❶ 토란대를 적당한 길이로 자르고 진간장과 다진 파, 육수를 넣고 육수가 반으로 졸아들 때까지 충분히 끓인다.

  ❷ 현미죽, 파, 다진 마늘을 넣고 센 불에서 졸여 마지막에 들기름을 살짝 두르고 마무리한다.

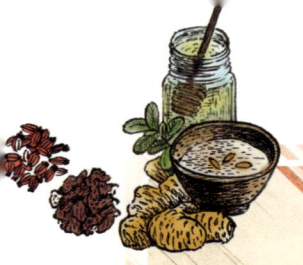
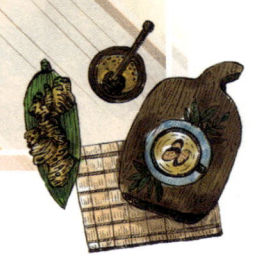

여성 갱년기 건강

여성의 난소에서 난자의 성숙과 배란을 돕는 호르몬 분비가 중단되어 더 이상 임신을 할 수 없는 것을 폐경이라고 하며, 갱년기란 폐경 전후 약 10년을 말합니다.

최근 평균수명의 증가로 폐경기 이후의 삶이 길어진 까닭에 갱년기 건강에 대한 관심은 매우 높아진 반면에 음식을 비롯한 여러 가지 환경변화로 갱년기 증상이 과거에 비해 좀 더 뚜렷하고 다양해지고 있습니다. 모든 여성에게 공통적으로 나타나기보다는 주로 산업화된 국가의 여성들에게 많이 일어나는 특징이 있습니다.

폐경기 증상은 대표적인 여성호르몬인 에스트로겐(열정 또는 생식을 의미하는 estrus에서 유래)과 프로게스테론(pro는 위하여, gest는 임신, 임신을 위한), 이 두 가지 호르몬의 균형이 깨지면서 발생하게 됩니다.

에스트로겐은 월경이 시작된 지 1주쯤 후부터 자궁 내 조직과 혈액이 축적되도록 자극을 주고 유방과 자궁을 크게 만들어 임신을 가능하게 하고, 프로게스테론은 난포가 성숙해서 배란이 된 후에 황체라고 부르는 텅 빈 난포에서 분비되는 호르몬으로 자궁의 조직과 혈액을 정화하고 원숙하게 만들어서 임신을 유지하는 호르몬입니다.

월경은 배란이 된 후 임신이 되지 않으면 프로게스테론 수치가 급격히 감소하여 임신 준비를 위해 비후되었던 자궁 내막이 떨어져 나가는 것을 뜻합니다.

과거에는 40대 중반에서 50대 초반쯤 별다른 증상 없이 폐경기를 맞았으나 최근에는 30대 중반에 무배란성 월경주기를 겪다가 과거보다는 이른 폐경기를 맞는 여성이 많아졌습니다.

정상 배란이 될 때는 에스트로겐과 프로게스테론이 균형이 이루다가 배란이 되지 않으면 프로게스테론이 분비되지 않아 에스트로겐 우세가 되면 균형이 깨어지면서 월경 불규칙을 비롯하여 체중이 증가하고 불면증이 생기며, 감정 조절이 어려워지는 등의 폐경기 증상들이 나타납니다.

나아가 에스트로겐은 프로게스테론의 견제가 없으면 제멋대로 유방, 자궁, 난소들을 증식시켜서 유방암, 자궁암, 난소암 등의 원인이 되기도 합니다.

폐경이 된 후 난소의 완전 퇴화로 배란도 안 되고 에스트로겐도 감소했을 때 체지방에서는 여전히 에스트로겐을 생산하고, 에스트로겐과 유사한 환경호르몬까지 유입되어 에스트로겐은 어느 정도 수치를 유지하지만 프로게스테론은 0에 수렴하기 때문에 극심한 에스트로겐 우세로 폐경기 증상이 나타납니다. 이때에는 에스트로겐 우세의 증상도 나타나지만 에스트로겐 부족 증상이 복잡하게 나타납니다.

에스트로겐 우세는 주로 고지방식이, 정제설탕, 가공식품을 주로 먹는 비만한 여성, 선진국 여성들에게 나타나는데 그 이유는 체지방이 많을수록 에스트로겐 생산이 늘고 에스트로겐은 다시 체지방을 늘려 살을 찌우는 악순환을 반복하기 때문입니다.

🍚 폐경기 증상은 후진국보다는 선진국의 여성에게 더 많이 나타납니다

폐경기 증상은 과거보다는 현재, 후진국보다는 선진국 여성에게 많이 나타나는데 그 이유 또한 산업화될수록, 현대화될수록 에스트로겐 유사물질인 환경호르몬이 함유된 살충제, 화학제품, 식품 첨가물 등의 사용이 빈번하기 때문입니다.

이러한 여성들은 폐경이 되기 약 십 년 전부터 시작되는 무배란성 월경주기가 나타나기도 하며 이 시기에는 배란이 되지 않기 때문에 프로게스테론은 생산되지 않는 데 반해 에스트로겐은 여전히 정상 범위에 있어서 이유 없이 살이 찌고, 불면증이 생기며, 기분이 예민해지는 등의 에스트로겐 우세 증상으로 고생하기도 합니다. 이때에는 월경 양이 많아지거나 월경일수가 길어지기도 하고, 유방암이나 자궁암 초기 단계가 나타나기도 합니다.

45세에서 50세 정도부터 에스트로겐 수치는 서서히 떨어지기 시작합니다. 자궁 내막을 두껍게 만드는 역할을 하지 못할 수준으로 떨어지면 월경 자체가 중단이 됩니다. 이때를 기준으로 전후 3~5년, 약 10년 동안을 갱년기라 하고 이때 여러 가지 갱년기 증상이 나타나게 됩니다.

갱년기의 대표적인 증상은 급성으로는 안면 홍조, 상열감, 불면, 통증, 피로, 요실금, 감정기복, 기억력감퇴, 우울감과 좌절 등의 감정적 변화 등이 있습니다.

상열감으로 추운 겨울에도 더위를 호소하거나 땀을 흘리기도 하고, 특히 야간에 잠을 이루기 어려울 정도로 열감이 생겨 부부가 한 방에서 취침하기 어려움을 호소하기도 합니다.

또한 특별한 원인 없이 골다공증, 고지혈증, 고혈압 등과 같은 만성 질환의 발생으로 당황하게 되며 이러한 만성질환으로 차츰 건강이 약화되며, 유방암, 난소암과 같은 심각한 질환의 발병으로 평소 건강을 자신했던 여성도, 이 시기에 갑자기 여러 건강문제에 부딪히게 됩니다.

다양한 증상들을 완화시키기 위해서 과거에는 합성 에스트로겐 제제를 처방한 에스트로겐 보충 요법을 권유하였지만, 합성 에스트로겐 제제의 높은 자궁내막암, 유방암 등의 위험성 때문에 최근에는 의사들이 처방을 꺼리는 실정입니다.

현재는 이러한 단점을 보완하기 위해 각종 식물성 에스트로겐 유사물질을 통한 천연 에스트로겐 대체 요법을 권하고 있습니다.

대표적인 식물성 에스트로겐으로는 대두에 함유된 다이드제인, 제니스테인과 같은 이소플라본이 대표적이며 아마씨●, 참깨 등에 함유된 리그난, 테르페노이드를 함유한 승마● 등이 있습니다.

갱년기 증상들의 원인이 단순히 에스트로겐 부족에 있다고 접근했을 때 합성 에스트로겐의 보충을 통해 완화되기도 하지만, 여전히 체중이 늘고, 안면홍조 등의 증상이 개선되지 않는 경우도 있습니다.

● 아마씨: 아마씨의 리그난은 안전한 여성 호르몬 대체 물질이다. 다른 식물에 비해 75~800배 이상의 리그난이 들어 있어서 폐경기 증상 개선에 도움을 준다. 하루 한 스푼씩 스무디를 만들어 먹거나 시리얼에 곁들여 먹으면 좋다.

● 서양승마: 여성호르몬과 유사한 구조를 가진 성분이 많아서 여성호르몬 조절 작용이 있다. 특히 홍조, 화끈거림과 같은 갱년기 증상에 도움을 줄 수 있다.

이것은 갱년기의 다양한 증상들이 에스트로겐 단순 부족에도 있지만 이보다는 프로게스테론의 수치가 거의 0에 가깝게 되어 에스트로겐 우세를 더욱 심각하게 만드는 이유도 있기 때문입니다. 만약 에스트로겐 우세 증상이 지속되면 대표적인 여성암인 유방암의 강력한 유발인자가 됩니다.

에스트로겐 우세현상을 극복하기 위해서는 고지방식이, 고칼로리 식이 등으로 인해 비만이 되지 않도록 노력하고, 유사에스트로겐 물질이 되는 환경호르몬이 함유된 제품(동물성 지방, 유제품, 농약, 플라스틱 포장류, 플라스틱 용기, 각종 화장품을 비롯한 바디용품 등)을 가급적 피하시는 것이 좋습니다. 또한 각종 채소나 과일에 난소를 건강하게 하는 천연 프로게스테론의 보충을 통해 우세를 완화시키는 방법도 있습니다.

🍚 가장 안전한 천연 에스트로겐 보충물질은 콩에 함유된 이소플라본입니다

식물에는 환경호르몬의 부작용을 줄여주면서 안전하게 에스트로겐을 보충할 수 있는 각종 물질이 함유되어 있는데 대표적으로 콩 속에 함유된 제니스테인은 유방암, 자궁암을 유발하는 알파수용체에는 반응하지 않고 근골격, 혈관에 있는 베타수용체에 반응하기 때문에 유방암이나, 자궁암의 위험 없이 근골격의 강화, 동맥경화를 비롯한 혈관질환을 예방하는 데 도움을 받을 수 있습니다. 게다가 제니스테인은 알파

수용체에 에스트로겐과 경쟁적 관계에 있기 때문에 에스트로겐이 알파 수용체에 결합해서 암을 유발하는 것을 방해하는 효과가 있습니다.

또한 콩은 혈액을 맑게 하고, 소장 점막에서의 영양흡수 속도를 느리게 만드는 효과가 있어서 갱년기에 갑자기 찾아오는 고지혈증, 비만 등에도 도움이 될 수 있으며 양질의 칼슘 보급제이기 때문에 골다공증 예방과 치료에도 도움이 됩니다.

제니스테인을 섭취하기 위해서는 대두보다는 검은콩을 청국장이나 된장으로 발효해서 먹는 것이 효과적이며 이 밖에도 콩 싹을 2~3㎝ 틔워서 햇빛에 잘 말린 후에 차로 만들어 수시로 마시는 방법, 초콩으로 만들어서 아침, 저녁 한 스푼씩 꾸준히 섭취하는 것이 흡수율과 약성을 극대화해서 골다공증 예방, 홍조, 불면증 등을 완화하는 데 도움을 줄 수 있습니다.

폐경기의 대표적인 증상인 안면홍조, 전신 열감 등의 증상에는 최근 천연 에스트로겐 대체 물질인 테르페노이드(terpenoid)가 함유된 승마, 세인트존스워트가 도움이 되며 이것들을 주원료로 한 갱년기 증상 완화제도 시중에 판매되고 있어서 이를 통해 도움을 받을 수도 있습니다.

대부분의 폐경기 여성들은 극심한 경우를 제외하고 천연물질과 꾸준한 식이요법 또는 자연치유로 수주 내지는 몇 달 안에 호전이 될 수 있습니다.

자주 만들어 먹으면 좋은 음식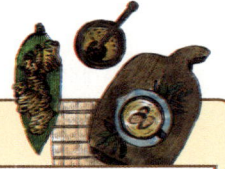

콩죽

- **재료**

  현미 1컵, 백태 3컵, 다시마 우린 물 14컵, 천일염 한 꼬집

- **만드는 법**
  1. 백태는 다섯 시간 이상 불린다.
  2. 현미는 세 시간 이상 충분히 불려 삶아 놓는다.
  3. 백태와 현미를 건져서 믹서로 간다.
  4. 믹서로 간 백태와 현미를 약한 불로 끓인다.
  5. 먹기 전에 천일염으로 간을 한다.

버섯들깨탕

- **재료**

  팽이버섯 두 줌, 표고버섯 10개, 감자 2개, 소금, 찹쌀가루 2큰술, 채소 우린 육수, 들깻가루

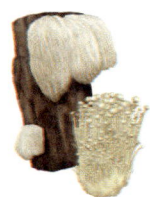

- **만드는 법**
  1. 팽이버섯과 1cm 두께로 썬 표고버섯을 준비한다.
  2. 감자는 사방 1.5cm로 납작하게 썬다.
  3. 냄비에 육수를 끓이다가 찹쌀가루를 넣고 감자를 넣는다.
  4. 버섯을 넣고 끓으면 들깻가루를 넣는다.
  5. 소금으로 간을 한다.

콩고물채소찜

- **재료**

  날콩가루 1컵, 케일 30g, 우엉 1뿌리, 표고버섯 30g,
  집간장, 깨소금, 파, 간 마늘, 들기름

- **만드는 법**
  1. 표고버섯은 1cm 두께로 썬다.
  2. 우엉은 0.2cm 길이는 5cm로 썰어 준비한다.
  3. 케일은 사방 5cm 크기로 썬다.
  4. 준비한 재료에 콩가루를 묻힌 다음 찜통에 살짝 찐다.
  5. 간장에 갖은 양념을 해서 양념장을 만들어 먹기 전에 얹어서 먹는다.

황체호르몬크림

야생암에서 추출한 다이오스네닌을 프로게스테론으로 변화시켜서 만든다.
경피를 통해 흡수시켜 간의 대사에 의해 파괴되지 않고 간 부담도 줄일 수 있다.

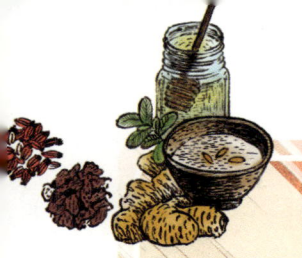
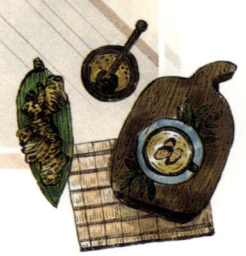

호흡기 건강

　대표적인 호흡기 질환으로는 감기, 폐렴, 비염, 기관지염 등 여러 가지가 있고 미세먼지를 비롯한 대기오염, 그리고 2020년에 코로나바이러스가 전 세계적으로 유행하고 있어서 호흡기 건강이 인류 역사상 그 어느 때보다도 전 세계 인류에게 가장 중요한 이슈가 되고 있습니다.

　호흡기는 공기의 출입에 관여하는 코에서 기관지까지를 말하는 기도와 공기와 혈액 사이에서 가스교환을 하는 폐로 나눌 수 있습니다. 공기가 몸속으로 유입되는 곳이 코이며 콧속 공간을 비강이라 합니다. 코와 비강에는 섬모가 있어서 바깥공기의 먼지와 세균, 이물질을 걸러내고 표면은 적절한 습도를 유지하는 점막으로 되어 있어서 외부의 이물질을 효율적으로 차단하는 것을 도와줍니다.

2개로 나뉜 비강을 지나면 하나로 합쳐져 인두가 됩니다. 인두에서 식도와 후두로 이어지며 성대를 지나 기관으로 이어집니다. 기관은 다시 좌우로 나뉜 기관지가 되고 폐로 이어집니다. 그 기관지들이 나뭇가지처럼 세기관지로 갈라지고 세기관지 끝에는 혈액과 가스교환을 하는 폐포가 포도알처럼 주렁주렁 달려있습니다.

폐는 가운데 심장을 두고 양쪽에 위치해 있고 심장이 약간 왼쪽으로 치우쳐 있어 오른쪽 폐가 왼쪽보다 큽니다. 폐의 아래쪽에는 가슴과 배를 나누는 횡격막이 있어서 우리가 숨을 들이마시면 횡격막이 수축되어 흉각이 넓어져서 폐에 공기가 들어오게 되고 숨을 내쉬면 횡격막이 이완되면서 흉각이 좁아져 폐에서 공기가 빠져나가는 것을 돕습니다. 호흡을 할 때는 횡격막이 충분히 수축, 이완되도록 깊은 호흡을 하는 것이 중요합니다.

호흡은 외호흡과 내호흡으로 나뉘어 정의할 수 있는데 외호흡은 폐로 들어온 공기와 혈액 사이에 산소와 이산화탄소를 교환하는 것을 말하고 내호흡은 조직과 혈액 사이에서 폐로부터 전달된 산소와 조직의 이산화탄소를 교환하는 것을 의미합니다.

🍚 폐는 호흡작용 이외에도 중요한 기능을 합니다

폐는 호흡작용 외에도 호흡을 통해 수분과 열을 발산시켜 체온을 조절하고 이산화탄소의 배출을 도와서 혈액이 산성이 되는 것을 막아주어 항상성을 유지하는 것을 돕습니다.

한방적으로 폐는 피부와 하나로 보고 폐 기운이 피부의 저항력을 강화하여 감기를 비롯한 외부의 나쁜 기운을 막아주고 땀구멍을 조절하여 체온을 유지하는 기능을 하는 것으로 봅니다.

그래서 아토피를 비롯한 피부의 문제도 폐와 연관이 깊다고 보고 있으며 실제로 운동이나 걷기, 수영 등을 통해 폐를 단련시키면 피부의 문제가 호전이 되기도 합니다.

폐 건강을 위해서는 무엇보다 깊은 호흡을 통해 충분한 산소를 공급받고 이산화탄소를 배출하는 것이 가장 중요합니다. 물론 산소포화도가 높은 산이나 나무가 많은 숲속에서 심호흡을 자주 해준다면 더할 나위 없이 좋습니다. 실내에서는 난방이나 냉방 때문에 지속적으로 문을 닫고 있다면 질 좋은 호흡을 할 수 없습니다. 귀찮더라도 시간 간격을 두고 꾸준히 창문을 열고 닫으면서 환기를 시켜줘야 합니다.

폐는 촉촉해야 합니다

폐조직은 85%가 수분이 유지되어야 제 기능을 할 수 있고 수분이 부족하면 그 기능을 제대로 하기 어려워집니다. 무엇보다 폐가 건조해지지 않도록 꾸준히 물을 마시는 습관이 필요합니다.

또한 폐점막을 촉촉하게 해주는 베타카로틴이 풍부한 음식을 꾸준히 섭취하는 것도 도움이 됩니다. 당근, 단호박, 양파, 배 껍질은 베타카로틴이 풍부해서 양파스프, 단호박·당근죽, 배숙과 같이 음료로 만들어 수시로 먹으면 좋고 맥문동, 오미자, 인삼을 달여서 만든 생맥산은 훌륭한 폐건강 음료가 됩니다.

대표적인 호흡기 질환 중 하나인 비염 또한 코 점막 강화를 통해서 항원이 코 점막을 통과하지 못하도록 하는 것이 중요합니다.

과도한 면역반응을 조절하기 위해서는 면역세포의 70%가 살고 있는 장을 튼튼히 해서 면역의 균형을 맞추는 것이 필요합니다. 이것은 1장의 '장 건강'을 참고하실 것을 권합니다.

한방적으로 필요 이상의 콧물의 분비는 수분대사를 조절하는 폐기운을 강화시켜서 수분을 아래쪽으로 내려 보내는 숙강작용을 통해 조절하기도 합니다.

그러나 비염 또한 염증이기 때문에 염증을 유발하는 육류, 우유, 밀가루 등의 음식 섭취와 매우 연관이 많습니다. 염증을 유발하는 음식을 가급적 피하고 항원과의 접촉을 가급적 최소화하는 노력이 또한 필요합니다.

호흡기 질환 중에 가장 대중적인 질환은 감기입니다. 감기의 정확한 병명은 급성염증성호흡기질환으로 상기도에 바이러스가 침투해서 호흡기 점막에 염증을 일으킴으로써 발생하며 바이러스의 종류는 독감바이러스를 포함해서 약 150종이 있습니다. 감기는 흔한 질병이고 특별한 질병이 없는 건강인은 며칠 앓고 나면 저절로 낫습니다. 그러나 한번 걸리게 되면 콧물, 재채기, 두통, 인후통을 비롯한 몸살 등의 증상은 웬만한 어른도 하루 이틀은 꼼짝없이 앓아눕게 만드는 만만하지 않은 질환입니다.

따라서 최대한 걸리지 않도록 예방하는 것이 가장 중요하고 만약 걸렸을 때는 무엇보다 충분한 휴식과 영양보급을 통해 빨리 회복하는 것이 급선무이고 자칫 소홀한 관리로 심각한 질환으로 발전하지 않도록 하는 것이 중요합니다.

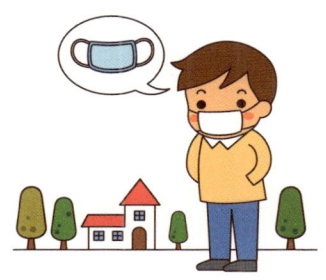

무엇보다 수분을 보충해서 호흡기가 건조하지 않게 관리하는 것을 비롯해서 몸을 따뜻하게 만들어주는 생강, 계피, 무, 대파 등을 푹 끓여서 마시는 것이 좋습니다.

이밖에도 항바이러스 효과가 있는 고함량 비타민C 또는 비타민C가 풍부한 레몬이나 귤을 비롯한 만감류, 감이나 감잎차도 좋습니다.

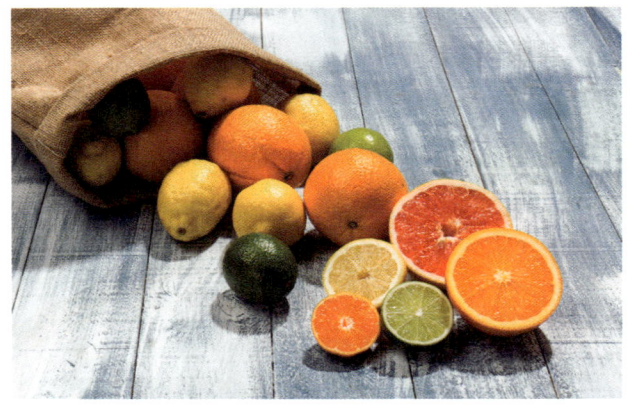

면역을 활성화하는 아미노산, 아연, 비타민이 풍부한 황태, 굴, 낙지, 바지락과 같은 음식으로 탕을 끓여서 마시는 것도 도움 됩니다.

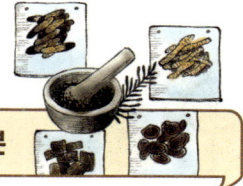

호흡기 건강에 도움을 주는 음식 및 성분

- **당근**: 당근의 주황색은 베타카로틴이라는 색소 때문인데 풍부한 베타카로틴은 강력한 항산화작용으로 노화와 암을 예방한다. 베타카로틴은 체내에서 비타민A로 전환되어 눈의 피로를 덜어주고 피부가 건조해지는 것을 막아주며 특히 기관지 점막을 튼튼하게 해서 호흡기 질환예방에 탁월한 효과가 있다. 당근에 많은 베타카로틴은 지용성물질이기 때문에 들기름이나 올리브유와 함께 섭취할 시 흡수가 용이하다.

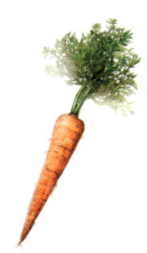

- **오미자**: 9월이 제철이고 껍질은 신맛, 과육은 단맛, 씨앗은 맵고 쓴맛을 비롯해서 짠맛까지 모두 다섯 가지 맛이 있다고 해서 오미자라는 이름이 붙었으며 오장을 모두 이롭게 하며 특히 신맛이 강하기 때문에 수렴작용, 즉 몸에서 기운이나 물질이 빠져나가지 않도록 하는 작용이 강하다. 갈증을 멎게 해주고 수분을 끌어들이는 능력이 커서 폐에 이롭기 때문에 폐질환 예방에 좋다. 오미자의 신맛은 간기능을 도와주어 간염이나 지방간, 알콜해독에 도움을 준다. 주로 말려서 차처럼 마시고 청을 담아서 음료로 마시기도 한다.

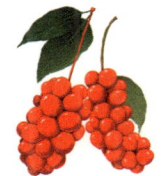

- **맥문동**: 폐의 점액질 분비를 촉진시켜서 진해 거담작용이 있다. 가래가 묽어져서 잘 배출되도록 만들어주고 입이 마르고 갈증 나는 데 도움이 된다. 위액 생성을 촉진하고 위 점막을 보호하는 역할을 한다.

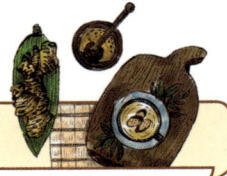

자주 만들어 먹으면 좋은 음식

호박죽

- **재료**

  늙은 호박 1개, 현미찹쌀가루 500g, 팥 200g, 천일염

- **만드는 법**

  ① 늙은 호박은 반을 갈라서 속을 파서 씨앗을 빼낸다.
     껍질을 까고 적당한 크기로 자른다.
  ② 찹쌀가루를 뜨거운 물을 넣고 버무려 놓는다.
  ③ 팥은 푹 퍼지게 삶아 놓고 껍질이 터지기 전에 호박을 넣고 끓인다.
  ④ 호박이 익으면 찹쌀 반죽을 고루 넣고 반죽이 둥둥 뜰 때까지 익힌다.
  ⑤ 솥뚜껑을 덮고 푹 끓이다가 나무주걱으로 눌지 않게 저어준다.
     소금으로 간을 맞춘 후 뜸을 들인다.

생맥산

- **재료**

  맥문동 30g, 오미자 15g, 인삼 10g

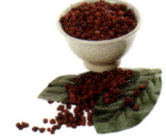

- **만드는 법**

  맥문동, 오미자, 인삼을 함께 솥에 넣고 달여서
  그 즙을 걸러서 아침저녁으로 마신다.

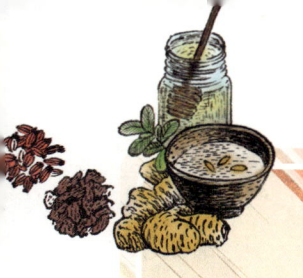

간 건강

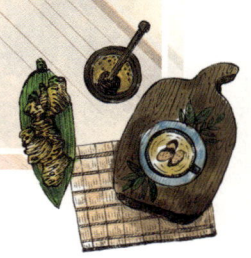

간은 우리 몸에서 가장 큰 장기이며 무게도 1~1.5㎏에 달합니다. 1분에 1ℓ의 혈액을 거르는 우리 몸에서 가장 활발하고 복잡한 일을 하는 장기이기에 흔히 화학공장이라고도 합니다.

간은 횡격막 밑의 오른쪽 상복부에 삼각형 모양으로 자리 잡고 있으며 우리 혈액의 대부분을 저장하면서 주로 영양소의 대사, 저장, 분배에 관한 역할을 담당합니다.

간은 좌우로 나뉘어 있고 우측이 좌측보다 3배 정도 큽니다. 간의 중앙 아래쪽에는 간문(hepatic porta)이 있고 그곳으로 문맥, 간동맥, 간관과 림프관이 위치해 있고 간문 뒤쪽에는 간정맥이 있습니다. 간 문맥은 소화관에 흡수한 영양소를 간으로 이동하는 역할을 합니다. 간 소엽에 있는 시누소이드는 흡수한 영양소를 온몸으로 공급하고 노폐물을 대정맥으로 내보내는 역할을 합니다.

간이 인체에서 하는 세 가지 역할

간이 우리 몸에서 하는 역할은 크게 세 가지라고 할 수 있는데 첫째는 영양소의 대사와 공급, 둘째는 독성물질의 해독, 셋째는 담즙 생성이라고 할 수 있습니다.

간은 위와 장에서 소화 흡수된 탄수화물, 단백질, 지방, 비타민과 무기질과 같은 영양소를 모두 취합하여 체내에 필요한 물질로 만들어서 당장 필요로 하는 곳에 공급하기도 하고 여분의 영양소는 저장하는 인체에 필요한 물질의 생산과 공급을 책임지는 중요한 역할을 합니다.

탄수화물의 경우에는 위와 장에서 포도당으로 흡수되어 간으로 운반되면 당장 필요한 곳에 공급되기도 하지만 대부분 글리코겐으로 합성, 간에 저장된 후에 혈당이 떨어질 때 다시 포도당으로 전환되어 혈당을 일정하게 유지하게 합니다.

체내 단백질 대사에서 핵심적인 역할을 수행하는 간은 흡수된 아미노산을 분해하거나 상호 전환하여 비필수아미노산, 알부민과 같은 혈액단백질, 지단백질과 같은 영양소를 운반하는 단백질도 합성합니다. 간에서 단백질이 대사되고 난 후에 생성된 암모니아는 독성이 없는 요소로 전환이 되어 소변으로 배설됩니다.

음식을 통해 섭취된 지방은 소장에서 지방산과 글리세롤로 분해되어 문맥을 통해 흡수되어 간으로 이동되고 운반된 지방산은 에너지를 만드는 데 사용됩니다.

간은 섭취한 포도당으로 중성지방을 합성, 지단백질을 형성해서 지방을 체내 지방조직으로 이동시키는 역할을 통해서 기아에 대비할 수 있게도 하지만 비만을 만드는 주역이기도 합니다. 이때 간에 문제가 생기면 지방대사의 균형이 깨져서 간에 다량의 지방이 축적되는 지방간이 생기기 쉽습니다.

또한 간은 다양한 비타민과 무기질 대사 및 저장에 중요한 역할을 합니다. 대부분의 지용성 비타민과 수용성 비타민이 저장되며 카로틴은 비타민A로 비타민D는 활성형 비타민D로 간에서 전환이 됩니다.

이러한 이유로 비타민, 미네랄뿐 아니라 체내 특정 물질이 과잉이 되거나 부족하게 될 때는 간기능에 있는지부터 살펴보아야 합니다.

🍲 콜레스테롤은 생명의 필수 물질입니다

또한 간은 세포와 호르몬, 담즙을 만드는 데 필요한 콜레스테롤을 생합성하는 역할을 합니다. 그러나 최근 고지혈증 환자가 급증하고 발병 연령대도 낮아지는 추세이기 때문에 혈중 콜레스테롤에 대한 부정적인 시각을 가지는 경우가 많습니다. 그러나 콜레스테롤은 모든 세포를 구성하는 기본물질이며 신진대사에서 꼭 필요한 성분입니다.

특히 신경조직, 담즙, 호르몬을 만들 때 없어서는 안 되는 중요한 물질입니다. LDL이라고 하는 콜레스테롤은 동맥의 혈관 벽에 달라붙어서 상처 부위를 덮어서 혈액이 혈관을 통해 정상적으로 흘러갈 수 있도록 도와주어 심장마비를 예방하기도 합니다.

혈중 콜레스테롤의 20%만이 음식으로부터 오고 나머지 80%는 간에서 합성하는 것이기 때문에 혈중 콜레스테롤이 높을 때 콜레스테롤 함량이 높은 음식을 피하는 것도 중요하지만 간에서 콜레스테롤 생합성을 필요 이상으로 하지 않게 하는 것이 더 중요합니다.

간은 매일 0.5~1g의 콜레스테롤을 만드는데, 지방을 오히려 지나치게 적게 먹거나 과식이나 육식 등 잘못된 음식으로 간이 처리해야할 독소가 많아지면 콜레스테롤 합성이 증가합니다. 또한 햇빛을 보지 않는 것, 폐경이 되어 여성호르몬을 덜 만드는 것과 같이 콜레스테롤을 잘 소모하지 못하는 것도 간이나 혈액에 지방이 쌓이는 원인이 됩니다.

콩이나 달걀에 들어 있는 레시틴이라는 물질 중에 콜린이라는 성분은 혈중으로 운반시키는 초저밀도 지질단백질(VLDL)의 재료가 되어 지방이 간에 지나치게 쌓이는 것을 예방해 줍니다. 또한 담도가 담석이나 노폐물 등으로 막히게 되면 담즙 생산으로 인한 콜레스테롤 소모가 줄고 담낭으로 배출되지 못한 콜레스테롤이 혈액에 섞여서 혈중 콜레스테롤 수치가 높아지는 것도 원인이 될 때는 담즙 배출을 돕는 UDCA와 담즙 성분이 되는 레시틴을 함께 섭취하면 상승효과가 있습니다.

이럴 때 근본 원인을 해결하려는 노력은 하지 않고 콜레스테롤 저해제부터 복용하게 되면 우리 몸에서 중요한 물질이 되는 뇌기능 장애, 근육 소실, 호르몬 저하 등 콜레스테롤 부족으로 나타나는 여러 가지 문제가 발생하게 됩니다.

둘째로 간은 섭취한 음식을 통해 들어온 농약이나 식품첨가물, 약물, 체내에서 만들어진 유해물질, 피부나 호흡기로 들어온 각종 화학물질 등의 독소를 해독하는 역할을 합니다. 간의 해독작용은 1, 2단계를 거쳐 독성물질을 무독화시키거나 수용성으로 만들어 몸 밖으로 배출시킵니다.

음식이나 환경을 통해 독소에 많이 노출된 사람일수록 간에 과부하가 걸리게 되고 과부하가 걸린 간이 제 기능을 하지 못하게 되면 간의 흐름이 나빠져서 간열이 발생하고 전신에 영양 공급이 원활하게 이루어지지 못할 뿐 아니라 독소 배출도 제때에 이루어지지 못하게 됩니다.

셋째로 중요한 역할은 담즙 생성입니다. 간에서는 하루 약 1000~1500㎖의 담즙을 생성하고 담관을 통과해 간관에 배출된 후 담낭으로 저장됩니다. 담낭에서 10배 정도 농축된 상태로 있다가 된 강산성의 음식물을 알칼리성의 췌액과 함께 중화시켜 주고 지방을 유화시켜 효소에 의해 소화되기 쉬운 상태로 만들어 줍니다.

담낭에서 농축되어 있다가 배출되는 담즙은 지방이나 칼슘, 단백질 소화를 도와주기 때문에 담즙이 부족하면 지방을 비롯한 영양 흡수가 잘 이루어지지 못하고 소화가 덜 된 산성 음식물은 장을 부식시키고 장내 미생물에 의해 부패되어 가스를 발생시키는 원인이 되기도 합니다. 담낭에 저장되지 않고 십이지장으로 바로 배출되는 담즙은 소화를 도와주는 기능보다는 노폐물 배설이 주목적입니다.

이렇게 장으로 배출된 담즙의 대부분은 다시 간으로 들어가고 다시 담즙으로 배출되는 장간순환(entero-hepatic circulation)을 합니다.

이때 일부는 간에서 장으로 배출된 담즙은 장 속에 있는 과일에 주로 들어 있는 수용성 식이섬유나 키토산과 같은 동물성 식이섬유에 흡착되어 대변으로 배출됩니다.

담즙이 식이섬유에 흡착, 배설되면서 재사용되지 않으면 담즙의 원료가 되는 콜레스테롤 소모량이 늘어나서 혈중 콜레스테롤 조절에도 도움이 됩니다.

간에서 주로 발생하는 질환은 알코올성 간질환, 지방간, 간염 등이 있습니다. 간은 위와 장으로부터 각종 영양소뿐 아니라 온갖 독소와 처리해야 할 골치 아픈 물질도 함께 유입되기 때문에 각종 세균으로부터 가장 취약한 대표적인 장기이고 쉽게 치료되기도 어렵습니다. 그만큼 세균의 먹이도 많고 오염도 쉽기 때문입니다.

건강한 간은 건강한 장에서 시작됩니다

간질환은 간을 들여다보기보다는 장으로부터 유입된 혈액의 독소가 원인이기 때문에 결국 건강한 장을 만드는 것을 통해서 간을 건강하게 만들어주는 것이 근본적인 치료가 됩니다.

간으로 유입되는 혈액을 맑고 건강하게 바꿔주면 자연히 간세포의 일감이 줄고 세포의 파괴를 막아주며 간질병의 종류에 관계없이 치료가 될 수 있습니다.

건강은 병원에 가면 주로 혈액검사를 통해 간에서 생산, 배설되거나 간 손상에 의해 영향을 받는 효소나 단백질 등을 측정하는 간 효소 수치, 알부민, 빌리루빈, 단백질 등의 수치를 통해 미루어 짐작할 수 있습니다.

높은 간 효소 수치는 간세포 파괴를 의미하고 세포 안에 들어 있던 효소가 혈액으로 흘러들기 때문에 수치가 높을수록 간질환이 있을 가능성도 커집니다. 간 효소 수치는 간에 유입된 독성물질과 그 물질을 해독하는 과정에서 발생된 활성산소에 의해 간세포가 파괴될 때 상승하게 됩니다.

간에서 1, 2단계를 거쳐서 독소를 해독하게 되는데 1단계에서는 간에 있는 다양한 효소들을 이용해서 독성물질을 변화시켜 다른 분자와 결합하기 쉬운 상태로 바꾸어줍니다. 이 과정에서 나온 중간산물은 더 유독하고 활성산소가 다량으로 발생하기 때문에 만약 두 번째 해독과정이 잘 이루어지지 않으면 독소가 간에 축적되어 간 손상을 일으키게 됩니다. 이때 발생한 유독한 중간산물과 잔여 독소가 2단계를 통해 독성이 없는 최종산물로 변화된 후 대변이나 소변으로 배출됩니다. 결국 간세포를 보호하기 위해서는 각 단계에 필요한 영양물질과 부산물로 발생하는 활성산소를 처리하는 항산화제를 공급해주는 것이 필요합니다.

1단계에서는 여러 가지 효소와 영양물질이 소모되기 때문에 비타민 B군, 엽산, 글루타티온 아미노산을 공급해주는 것이 필요하며 이때 발생하는 다량의 활성산소를 중화하는 항산화제, 비타민C, E, 셀레늄, 코엔자임큐텐, 실리마린들이 도움을 줄 수 있습니다. 2단계 접합 반응에는 글루타치온, 황산염, 글리신이 중요한 역할을 합니다.

결론적으로 간으로 유입되는 혈액을 깨끗하게 관리해주고 간이 필요로 하는 영양소를 꾸준히 공급해주는 것이 간 건강의 지름길이라 할 수 있습니다.

간 건강에 도움을 주는 음식 및 성분

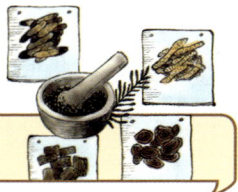

- **글루타치온:** 강력한 항산화제로서 마스터 항산화제로 불린다. 간 해독의 2단계 포합 단계에 필요한 물질로 우리가 섭취한 영양소로 흡수되기도 하고 비타민E, 셀레늄, 브로콜리와 같은 십자화과 채소, 알파리포산, N-아세틸시스테인 등으로부터 합성하기도 한다. 글루타치온은 간에서 스스로 재생할 수 있기 때문에 우리 몸에 가장 풍부하게 존재하는 항산화제이다. 글루타치온은 브로콜리와 같은 십자화과 채소, 셀레늄, 비타민E, 알파리포산 등을 통해서 생성량을 증가시킬 수 있다.

- **UDCA:** 간기능을 돕는 가장 대표적인 성분이며 인체 내에서 자연적으로 생성되기도 하지만 꾸준히 섭취하면 체내 UDCA 농도를 증가시킬 수 있습니다. UDCA는 담즙 분비를 통해 간에 축적된 노폐물과 콜레스테롤을 배출하고 항산화작용을 통해 간세포를 보호한다.

- **밀크시슬:** 밀크시슬에 함유된 실리마린은 간의 해독 1, 2단계에서 발생하는 활성산소를 제거하는 능력이 탁월한 간 보호 약초이다.

- **민들레 잎:** 베타카로틴을 비롯한 칼슘, 망간 등의 미네랄이 풍부하고 뿌리에는 실리마린이 풍부해서 간세포 재생을 돕는다. 뿌리에는 이눌린이 풍부해서 혈당조절에 도움을 주어 당뇨환자들에게 널리 알려져 있다. 특히 3월부터 5월까지가 약성이 뛰어나며 예부터 우리 조상들은 잎으로는 국을 끓여 먹고 꽃은 차로 전초를 사용해서 김치나 장아찌로 다양하게 먹었다.

자주 만들어 먹으면 좋은 음식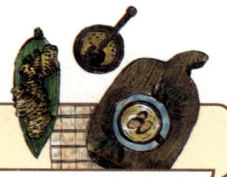

미나리차

- **재료**
  미나리 아랫부분 10cm와 뿌리

- **만드는 법**
  미나리의 대공과 뿌리를 손질해서 물을 붓고 달여서 그 물만 따라서 아침저녁으로 마신다.

민들레차

- **재료**
  민들레

- **만드는 법**
  꽃이 피기 전 민들레를 뿌리째 캐서 물에 씻은 후, 햇빛에 말린다. 말린 민들레에 물을 붓고 충분히 우린 다음 수시로 빈속에 마신다.

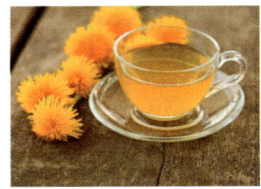

민들레나물

- **재료**
  민들레 300g, 고추장, 파, 간 마늘, 들기름, 매실청

- **만드는 법**
  ① 어린 민들레를 살짝 데쳐서 꼭 짜서 물기를 뺀다.
  ② 고추장에 양념 재료를 넣고 양념장을 만들어 민들레와 살살 버무린다.

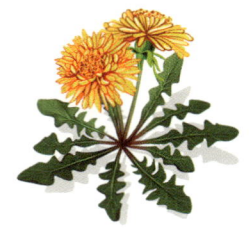

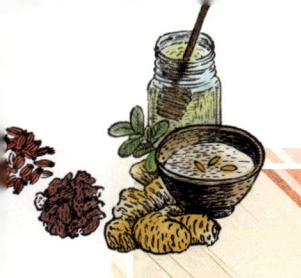
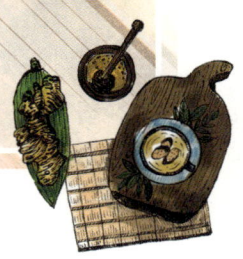

뇌 건강

뇌는 신체의 가장 꼭대기에 위치하고 있는 것처럼 인체의 모든 생명활동을 총지휘하고 조절, 판단하는 사령탑 또는 컨트롤타워와 같은 역할을 수행하는 기관입니다.

사고를 관장하고 행동과 기분, 욕망을 제어, 조절하며 호흡, 심장박동, 수면, 소화기능 등 우리의 생명을 유지하는 모든 활동을 우리가 인식하지 못하는 사이에도 쉼 없이 이루어지도록 만들어 줍니다.

뇌는 쉬지 않고 왕성한 활동을 합니다

뇌의 80%를 차지하는 수분을 제외하고는 나머지는 지방단백질 등으로 구성되어 있고 작은 충격에도 손상받기가 쉬워서 단단한 두개골로 둘러싸여 있습니다. 무게는 체중의 2%밖에 차지하지 않지만 당분의 25%를 소모하는 가장 복잡하고 왕성한 활동을 하는 장기입니다.

🍚 뇌는 기능과 형태에 따라 6개로 구분되어 있습니다

뇌는 기능과 형태에 따라 6개로 구분되는데 뇌의 대부분을 차지하는 대뇌와 중뇌, 소뇌가 있습니다. 둥근 원 모양의 대뇌는 중앙에 깊은 홈이 있고 이 홈을 중심으로 좌우 뇌로 나뉘게 됩니다. 좌우의 대뇌반구 사이에는 간뇌가 위치하고 그 아래에 척수로 이어지는 뇌간이 있습니다.

두뇌의 가장 바깥층에 위치한 대뇌피질은 두뇌기능의 가장 많은 부분을 담당하고 이성적이고 복잡한 사고가 이루어지는 곳이며 전두엽, 측두엽, 두정엽을 포함합니다.

전두엽은 기억, 집중, 사고, 언어, 각성 및 의식 등의 주요 기능을 수행하며 옳고 그름을 가리고 추상적인 사고를 할 수 있게 도와줍니다.

두정엽은 대뇌의 윗부분을 차지하며 감각과 운동기능을 담당하며 후두엽은 대뇌의 뒷면에 위치하며 시각기능에 관여합니다.

소뇌는 반사와 평형감각, 조화로운 동작을 주로 담당합니다.

뇌간은 척수와 연결된 부분으로 중뇌, 간뇌, 연수, 뇌교 등을 함께 포함하고 있으며 두뇌의 가장 깊숙한 곳에 위치합니다. 호흡, 소화, 심장 박동 조절 등 생명활동 유지와 관련된 기능을 맡아서 수행합니다.

시상은 뇌의 다른 부분들을 연결해주는 가교 역할을 하며 척수를 통해 감각신경을 받아 동작을 유연하게 만들어주는 역할을 하며 시상하부는 자율신경계 및 호르몬 분비를 통한 대사의 조절, 체온과 하루주기 리듬의 유지 등 기초적인 신체 대사를 조절하는 역할을 합니다.

변연계는 대뇌피질과 시상하부 사이의 경계에 위치한 부위로 귀 바로 위쪽에 존재하며 해마, 편도체, 시상앞핵, 변연엽 등으로 이루어져 있으며 해마는 기억력, 편도체는 감정, 우울과 불안과 같은 기분, 동기부여, 후각 등의 기능을 담당합니다. 시각과 청각의 정보는 대뇌피질로 연결되어 있어서 감각을 인지하지만 후각은 대뇌피질을 거치지 않고 편도에 도달하여 의식에서 알기 전에 반응하게 됩니다.

뇌는 생존에 필요한 기능을 조절, 지휘하는 역할을 수행할 뿐 아니라 언어와 사고, 판단 등을 통해 타인과는 구분된 자아를 형성하게 해주어 진정한 삶의 의미를 부여해주는 인체에서 가장 핵심적인 기능을 수행하는 매우 중요한 장기임에도 불구하고 아주 작은 충격에도 손상받기 쉬운 부드러운 젤리와 같은 조직으로 만들어져 있습니다. 이러한 뇌를 보호하기 위해 단단한 두개골이 둘러싸여 있고 두개골 사이에는 세 겹의 막과 물이 완충 역할을 하고 있습니다.

뇌가 물에 떠 있기 때문에 그 부력으로 실질적으로 1.3kg에 달하는 뇌의 무게를 우리는 잘 느끼지 못합니다.

뇌의 구성성분은 무려 85%가 물로 이루어져 있습니다. 우리가 때때로 느끼는 두통이나 피로, 불쾌감, 짜증과 감정들은 뇌를 구성하는 수분의 부족 증상을 일으키는, 물을 제대로 마시지 않는 습관에서 비롯되는 경우가 많습니다. 특히 커피나 차, 술을 다량으로 마시고 물을 제대로 섭취하지 않으면 뇌는 심각하게 건조해지고 뇌혈류가 느려져서 뇌 기능이 나빠지거나 산소나 에너지 부족으로 통증을 유발하기도 합니다.

과음한 날에 특히 간이 센 해장국이나 라면을 찾게 되는 이유는 물을 보충하기 위해서도 있습니다. 과음 후에는 물김치나 동치미 국물로 충분한 물과 미네랄을 동시에 공급함으로써 뇌손상을 예방해야 합니다.

불면증의 원인은 다양하지만 뇌의 수분 또는 혈액의 부족으로 보고 물을 충분히 섭취하면 개선이 될 수 있습니다. 이와 반대로 물을 충분히 먹지 않는 것만으로도 불면을 유발할 수 있습니다.

눈도 뇌의 일부이기 때문에 수분의 함량이 높고 물이 충분해야 제 기능을 합니다. 시력 저하를 비롯한 많은 눈의 증상들은 수분 부족이 그 원인이 됩니다.

심장이나 간에서 발생한 열들이 폐에서 식혀지지 못하면 뇌로 전달되어 뇌를 건조하게 만들어 눈이 뻑뻑하거나 시린 증상을 느끼게 됩니다. 머리가 늘 무겁고 안개 낀 것처럼 맑지 못하고 건망증이나 조급증 같은 가벼운 불편감을 만들어내기도 합니다.

뇌에서 물을 제외한 나머지 중 가장 많은 부분을 차지하는 것은 지방입니다. 충분한 지방 섭취를 하지 못해도 뇌기능에 문제가 생겨서 짜증이나 기억력 저하, 분노조절장애와 같은 증상이 나타날 수 있습니다.

극단적 다이어트로 육식을 제한하거나 채식을 할 때 좋은 지방을 챙겨먹지 않게 되면 뇌기능 장애나 식욕이 폭주하는 증상이 나타나는 것도 이러한 이유입니다.

따라서 식단을 구성할 때 올리브오일이나 아마씨, 들깨, 견과류 등의 좋은 지방을 충분히 공급해주어야 합니다. 그러나 과자, 빵, 치킨, 튀김류에 들어 있는 트랜스지방은 오히려 뇌세포막을 단단하게 만들어 뇌기능을 떨어뜨릴 수 있습니다.

특히 트랜스지방과 포화지방은 염증을 잘 생기게 합니다. 만성염증은 포화지방과 당분을 함께 섭취했을 때, 오메가6지방산의 섭취가 지나칠 때 더욱 심각해집니다. 이러한 만성염증은 뇌세포를 비롯한 신경세포를 망가뜨리는 원인이 됩니다.

반대로 오메가3와 같은 좋은 지방은 염증을 억제해주는 효과가 있어 뇌세포를 보호해줍니다. 오메가3와 같은 필수지방산이 풍부한 등 푸른 생선, 견과류 등은 뇌세포를 유연하게 만들어 뇌를 건강하게 해줍니다.

뇌와 형상도 매우 유사한 호두는 대표적인 건뇌식품입니다.

호두에는 오메가3가 풍부해서 항염증 효과가 있을 뿐 아니라 트립토판이 풍부해서 멜라토닌의 생성을 도와 수면에 도움을 주어 뇌를 더욱 건강하게 만들어줍니다.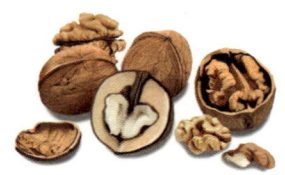

특히 주로 콩이나 달걀에 들어 있는 레시틴과 같은 인지질은 두뇌, 신경의 세포막의 주요 구성물질이 되어 건강한 뇌를 만들어주며 아세틸콜린의 원료가 되어 기억력, 집중력 등에 도움을 줄 수 있습니다.

뇌는 체중의 2%밖에 되지 않지만 에너지의 20%를 사용합니다. 뇌는 우리가 무얼 하든지, 심지어 잠을 자는 시간에도 일정한 속도로 하루 400㎉ 정도를 소모합니다. 이것은 잠을 자는 시간에도 식사를 거를 때에도 혈당을 일정하게 유지시켜야 하는 이유 중 하나입니다.

뇌는 혈당이 지나치게 낮아도 혈당이 지나치게 높아도 좋아하지 않습니다. 그래서 혈당을 급격하게 올리는 흰쌀밥, 떡, 음료수, 정제된 밀가루 음식들은 오히려 뇌를 공격할 수 있습니다.

혈당이 급격하게 올라가면 당분이 단백질에 달라붙는 당화반응이 증가해서 활성산소를 만들고 뇌세포를 공격하며 AGEs(최종당화산화물)를 만들어 신경전달에 지장을 초래합니다.

AGEs는 당분 섭취가 원인이 되어 생성되기도 하지만 조리과정을 통해 AGEs가 생성된 음식을 통해 유입되기도 합니다. 음식을 굽거나 튀기는 조리법을 통해 AGEs가 발생되기 쉽기 때문에 가급적 찌거나 데치는 조리법을 사용하고 항산화물질이 많이 든 다양한 색의 과일과 채소, 통곡물을 꾸준히 섭취하는 것이 좋습니다.

특히 강황에는 커큐민이라는 강력한 항산화물질이 들어 있어서 AGE의 축적을 막아 주어 뇌세포를 보호하는 기능이 탁월한 음식입니다. 그 밖에도 녹차, 커피, 계피, 각종 허브에는 각종 항산화제를 비롯해서 뇌신경세포를 보호해주는 성분이 풍부합니다. 혈당을 느리게 올리고 서서히 떨어지게 하는 당지수가 낮은 통곡물, 특히 콩, 채소류 등이 뇌를 건강하게 만듭니다.

뇌는 다른 장기에 비해 혈당이나 산소요구량이 많음에도 불구하고 심장을 기준으로 했을 때 중력 반대방향의 위치에 있기 때문에 혈액이 충분히 도달하기에 불리한 조건에 위치하고 있습니다. 그래서 심장의 박동력만으로 뇌에 충분한 혈액을 공급하기에는 많은 어려움이 있습니다.

발은 제2의 심장

발은 제2의 심장이라고 할 수 있을 정도로 꾸준히 걷는 것만으로도 혈액이 지구 2바퀴 반 길이의 혈관을 도는 데 도움을 받을 수 있습니다.

걷기는 심장으로부터 뇌에 도착하는 혈액의 양을 증가시켜 줄 뿐만 아니라 뇌조직의 혈류의 순환을 원활하게 해줍니다 .

그래서 오래전부터 뇌기능을 활성화하는 방법으로 걷기를 추천할 뿐만 아니라 많은 철학자나 과학자들이 창조적 아이디어를 걷기를 통해 얻어낼 수 있었습니다.

특히 뇌는 산소의 20%를 소모하며 몇 분만 산소공급이 차단되어도 뇌에는 치명적인 손상으로 이어집니다. 반대로 산소공급을 충분히 하는 것만으로 두통이나 피로, 짜증과 같은 가벼운 증상에도 도움을 줄 수 있기 때문에 산책을 하게 되면 걷기의 잇점과 산소공급의 두 가지 효과를 동시에 얻을 수 있습니다. 건강한 뇌를 원한다면 산책이 무엇보다 중요합니다.

뇌로 들어가는 혈관에는 BBB(혈액뇌관문)라고 하는 두뇌를 튼튼하게 둘러싸고 보호하는 혈관덩어리가 있습니다. BBB는 뇌로 유입되는 혈액 중에 중금속이나 각종 독성물질이 뇌로 유입되는 것을 철저히 감독하고 관리하고 있습니다.

🍚 뇌세포는 독소에 취약해서 엄격히 관리되어야 합니다

뇌세포는 독성물질에 대해 매우 예민하기 때문에 독소의 섬세한 관리가 이루어지지 않으면 치명적인 손상을 일으킬 수 있습니다.

최근 음식이나 환경을 통해 각종 화학물질, 중금속을 비롯한 독성물질의 위협이 증가하면서 혈액뇌관문을 잘 지키는 것이 매우 중요해졌으나, 스트레스, 염증, 감염 등으로 혈액 뇌관문은 손상을 받아 제 기능을 하는 것이 어려워졌습니다. 이러한 혈액뇌관문이 제 기능을 할 수 있도록 항산화물질의 섭취를 통해 잘 보호하는 것이 무엇보다 중요합니다.

식물에는 파이토케미컬이라는 다양한 항산화물질이 풍부해서 혈액뇌관문이 손상되지 않게 잘 보호해줄 수 있습니다. 항산화물질은 단독으로 섭취할 때보다 여러 가지를 다양하게 섭취할 때 더욱 효과가 좋습니다. 여러 가지 색깔의 채소와 과일을 하루 중 횟수를 나누어 꾸준히 섭취하는 것이 좋습니다.

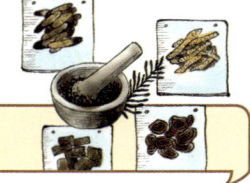

뇌 건강에 도움을 주는 음식 및 성분

- **호두, 아몬드**: 가장 대표적인 건뇌식품

- **비타민C**: 뇌는 에너지 소모량이 많기 때문에 활성산소가 다량 발생하고 그만큼 비타민C와 같은 강력한 항산화제의 요구량이 많다.

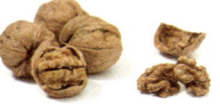

- **아연**: 학습호르몬을 생성하는 데 도움을 주고 뇌신경섬유를 보호해준다. 아연결핍이 알츠하이머의 원인 중 하나이다.

- **오메가3**: 세포막의 구성성분으로 세포의 물질교환을 돕고, 세포 내 영양과 물질교환으로 뇌세포의 기능을 돕는다.

- **카르니틴**: 뇌세포의 강력한 항산화제이며 동시에 세포전달물질로 치매를 예방한다.

- **포스파티딜세린**: 세포막을 유연하게 하여 물질교환을 돕고 세포 내 노폐물 배출을 돕는 중요한 뇌영양소이다.

- **홍경천**: 홍경천은 높은 산악지대의 척박한 환경에서 사는 생명력이 매우 뛰어난 식물이며 살리드로사이드라는 성분이 풍부해서 신경전달물질 생성을 촉진하기 때문에 뇌세포기능을 활성화하고 인지능력과 기억력을 향상시킨다. 항스트레스와 신경안정 작용이 있어서 우울증에도 탁월하다.

자주 만들어 먹으면 좋은 음식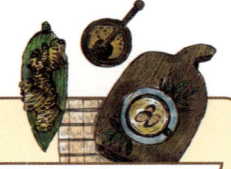

감자콩주먹밥

- **재료**
  감자 한 개, 콩 한 줌, 현미찹쌀 한 컵

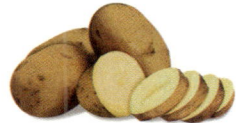

- **만드는 법**
  ① 감자를 껍질째 깨끗이 씻어서 사방 1.5㎝ 크기로 썰어준다.
  ② 콩과 현미찹쌀은 한 시간 정도 불린다.
  ③ 감자, 콩, 현미찹쌀을 넣고 밥을 한다.
  ④ 밥을 주먹 모양으로 뭉쳐서 장아찌나 김치를 곁들여 먹는다.

● 칼륨과 비타민C가 풍부해서 대표적인 건뇌식품

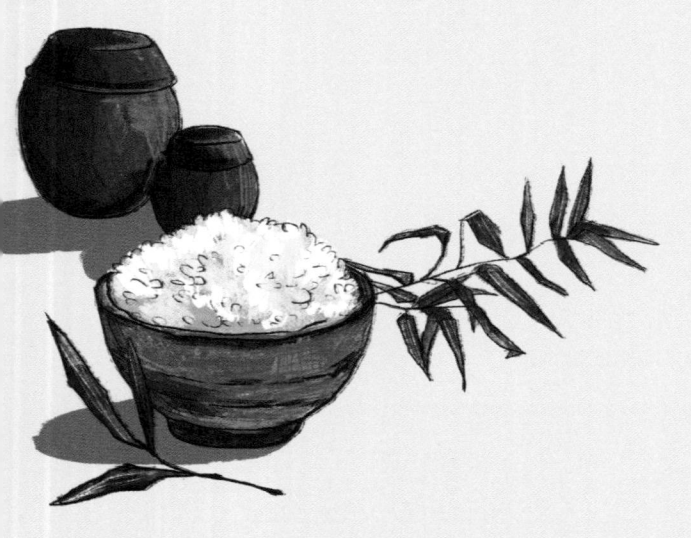

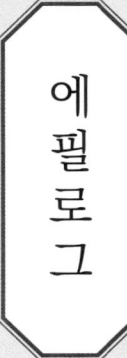

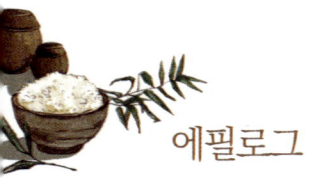
에필로그

1999년 2월 약대를 졸업한 지 불과 일 년이 되기도 전에 어머니의 폐암 소식을 접하게 되었다. 발견 당시, 어머니의 폐 쪽에 자리한 암 덩어리가 너무 컸고 이미 전이가 된 상태여서 수술하기가 어려운 실정이었다. 병원치료를 포기하고 대신 영양요법을 하는 선배의 지도로 어설픈 자연치유를 시도했지만 2년여의 시간 동안 투병을 하시다가 어머니는 56세라는 짧다면 짧은 생을 마감하셨다.

그 이후로 내 마음속에는 내 실력이 부족해서 어머니를 살리지 못했다는 안타까움이 자리해 있었다. 한편으로는 현대의학의 한계에 부딪힌 난치성 질환으로 고생하는 많은 환자들에게 도움이 되고 싶다는 생각을 하게 되었다.

약사로 근무하면서 건강기능식품을 비롯한 다양한 제품을 환자에게 적용하기 위해 인체와 여러 유효생리활성물질에 대해 자연스럽게 연구하고 경험을 쌓아가게 되었다.

그러다 우연한 기회에 음식으로 질병을 치유하신다는 한형선 박사님의 '푸드닥터'를 공부하게 되었고 음식과 인체, 자연의 원리에 대해 체계적으로 배우게 되었다. 건강은 대단한 방법으로 얻어지는 것이 아니라 인체도 대자연의 일부임을 자각하고 대자연의 순행하는 원리에 따라 사는 것이 자연치유력을 극대화하는 것임을 깨닫게 되었다.

그리고 음식치유라는 것은 좋다는 음식을 단순히 성분 분석을 통해 증상이나 효능 대입하기 식으로 적용하기보다는 음식재료가 가진 특성을 이해하고 생존과정에서 만들어지는 생명력을 효율적으로 소화 흡수해야만 질병을 치유하는 힘을 발휘하게 됨을 이해하게 되면서 이것을 더 많은 사람들에게 강의나 상담이라는 도구를 통해 나눠주고 싶다는 꿈을 꾸게 되었다.

그 꿈은 현실이 되어 현재는 푸드닥터와 약사를 겸해 약국을 운영하면서 틈틈이 강사로 활동을 하게 되었고 누구나 자신의 몸을 스스로 관리하고 교정해 나가는 데 미약하나마 도움을 주고자 이 책을 쓰게 되었다.

앞으로도 더 많은 사람들에게 진정으로 이로운 치유자가 되고자 하는 마음으로 연구를 게을리하지 않겠다고 매일 다짐하며 끝으로 내 삶의 기쁨이자 원동력이 되어준 두 딸 설아와 예원이, 오히려 저에게 감사하다고 하시는 고마운 고객분들, 부족한 제 강의를 들어주시는 독서반 회원분들, 마지막까지 응원을 아끼지 않았던 하용구 씨, 김숙경 언니, 이은희 언니, 새언니와 오빠에게 깊은 감사를 보낸다.

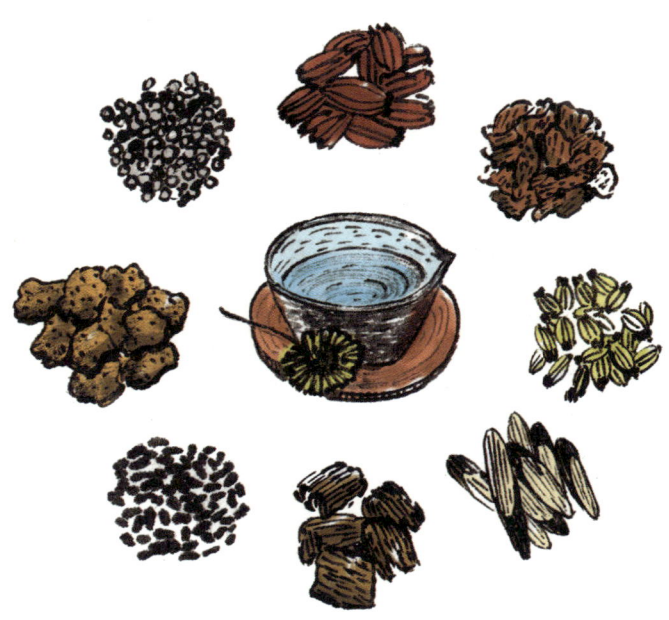